谢燕平　邹艳辉　主编

肿瘤患者怎么吃

ZHONGLIU
HUANZHE
ZENME CHI

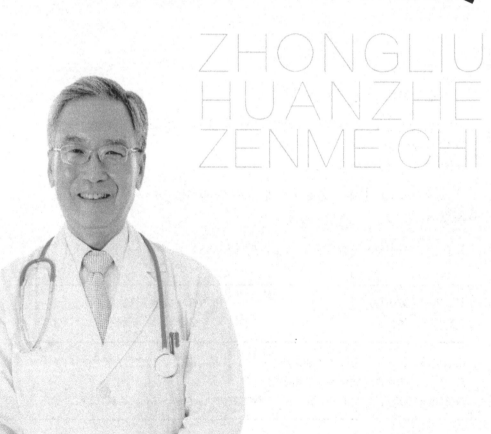

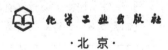

化学工业出版社

·北京·

"吃什么好？什么东西可以吃？什么东西不能吃？"常是很多肿瘤患者及家属的困惑。

本书主要介绍临床常见肿瘤的患者在治疗前、治疗期间及康复期的饮食知识要点，还介绍一些患者应该注意的事项，解答了患者的个别疑惑，以及提供推荐食谱，便于肿瘤患者家属制作。

本书适合肿瘤患者及其家属阅读参考。

图书在版编目（CIP）数据

肿瘤患者怎么吃/谢燕平，邹艳辉主编. —北京：化学工业出版社，2017.5（2024.5重印）
ISBN 978-7-122-29313-8

Ⅰ.①肿…　Ⅱ.①谢…②邹…　Ⅲ.①肿瘤-食物疗法　Ⅳ.①R247.1

中国版本图书馆CIP数据核字（2017）第055647号

责任编辑：戴小玲　　　　　　　　　　文字编辑：颜克俭
责任校对：吴　静　　　　　　　　　　装帧设计：史利平

出版发行：化学工业出版社（北京市东城区青年湖南街13号　邮政编码100011）
印　　装：北京虎彩文化传播有限公司
710mm×1000mm　1/16　印张13¼　字数237千字　2024年5月北京第1版第9次印刷

购书咨询：010-64518888　　　　　　　售后服务：010-64518899
网　　址：http://www.cip.com.cn
凡购买本书，如有缺损质量问题，本社销售中心负责调换。

定　　价：39.80元　　　　　　　　　　　　版权所有　违者必究

编写人员名单

主　编　谢燕平　邹艳辉

副主编　曾小奇　胡　萍

编　者　彭海燕　卢　平　田　汨　李卫平　易彩云

　　　　许湘华　欧阳彩云　李　力　杨向东　喻新华

　　　　王玉花　周艳华　蔡　歆　谢燕平　邹艳辉

　　　　曾小奇　胡　萍　李艳群　龙　烁　曾敏婕

　　　　钟　锐　肖益彩　常晓畅　邱艳芳

主　审　谌永毅

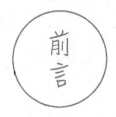

前言

　　肿瘤患者及家属常常会有这样的疑问："吃什么好？什么东西可以吃？什么东西不能吃？"肿瘤患者的家属总是能从各种途径打听到一些所谓的"发物"，这个不敢吃，那个不能吃。而肿瘤患者倾向于采用其他肿瘤患者的推荐，使得某些错误的观点得以传播。这些错误的观点会误导肿瘤患者进行错误的饮食调理，妨碍患者的康复，甚至影响患者的健康。而过度忌口和不合理的饮食会导致肿瘤患者出现营养不良，影响肿瘤治疗的效果。

　　为了指导肿瘤患者在治疗期间和康复期间能正确选择合适的饮食方案，确保摄入合理的营养，作为肿瘤专科医院的临床营养师、护理专家，我们组织临床一线的医疗、护理、营养、康复医师编写了这本《肿瘤患者怎么吃》。本书主要介绍19种常见癌症患者的治疗前、治疗期间及康复期的饮食知识要点，还介绍一些患者应该注意的事项及解答了患者的个别疑惑，以及提供推荐食谱，便于肿瘤患者家属制作。相关脏器的良性肿瘤可以参考其恶性肿瘤的饮食要点。

　　本书采用不同治疗阶段分别介绍的编排形式，力求便于肿瘤患者及家属查找自己最需要的内容，期望能真正指导肿瘤患者根据自身的状态，选择最适合自己的饮食方案。

编者

2017年1月

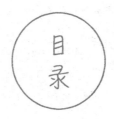

目录

第二章
肿瘤患者治疗调理常见饮食   41

第三章
头颈肿瘤患者

59

第一节　口腔癌患者 /59

第六章
妇科肿瘤患者 　　　　　　134

第八章
泌尿系统肿瘤患者 159

第九章

骨与软组织肿瘤患者　　　　175

第十章
肿瘤患者的饮食误区　　　　　180

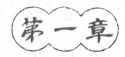

肿瘤患者治疗期间怎样吃

为什么肿瘤患者要关注饮食？

肿瘤治疗一般采用综合性的治疗方案，包括手术治疗、放疗、化疗、激素疗法、生物疗法（免疫治疗）等，或上述方法的综合治疗。所有这些疗法在治疗肿瘤的同时或多或少引起机体的不适。在肿瘤治疗过程中，一些器官、健康的细胞功能也受到影响，严重时产生副作用。这些副作用都会影响到肿瘤患者的营养摄入，所以一旦开始治疗，较多的患者就会发现自己的食欲、味觉和嗅觉都发生了细微的变化。肠道功能的变化会影响对食物的消化、吸收以及利用过程。同时，为了应对治疗，机体在治疗期间对营养的需求量可能会增加。这种摄入减少和消耗增加可能导致机体营养失衡。某些检查前后需要注意饮食或禁食，也可能引起患者机体暂时的不适。

肿瘤患者大多要经过手术、放疗、化疗，这时身体器官或多或少受到损伤，若能保证营养的摄入加上适当的食疗，身体康复就会较快速。所以首先应摄入充足的营养，保证足够的热量和蛋白质，其次应多选用利于防癌抑癌食物，包括牛奶、鸡蛋、豆腐、西红柿、红薯、洋葱、香菇、甘蓝、圆白菜、菜花、胡萝卜、白菜、萝卜、蒜薹、大蒜、大豆、海带、山药、柚子、香蕉、葡萄、西瓜、木瓜等。

为什么肿瘤患者容易发生营养不良？

由于疾病本身与治疗的原因，营养不良发生率较高。

① 恶性肿瘤患者由于代谢的改变，能量消耗增加。也就是说，即使患者进食量与患病前没有差异，患者体重也会缓慢下降。

② 有些肿瘤患者术前因肿块原因，或伴有疼痛等症状，或心理因素如恐

惧、压抑、焦虑等影响食物的摄入，所以患者患病后体重多缓慢下降，常伴营养不良。

③ 在抗肿瘤的同时，不可避免地对机体的营养状况产生影响。

④ 手术本身对营养的需求增加，但食物摄入减少，尤其是口腔、食管或胃肠道手术时更易发生营养状况变差。50%接受胃肠道手术患者的味觉和嗅觉都会短暂缺失，大约需要半年或1年才会凸显，影响食物摄入，导致营养状况变差。

⑤ 化疗会导致患者出现一系列不良反应，如恶心呕吐、味觉和嗅觉改变、黏膜炎、腹泻、便秘等影响食物摄入。化疗还可能导致异常的胃肠痉挛、胀气，影响消化吸收，导致营养状况变差。

⑥ 放疗对营养状况的影响主要同放疗区域、放射类型、放射的剂量及持续时间、个体差异有关。放射会导致一系列不良反应，如头颈部放疗可引起恶心呕吐、吞咽困难、味觉改变等，胸部放疗可引起放射性食管炎、食欲下降等，腹部和盆腔放疗可导致腹泻、腹痛、恶心呕吐等症状，影响食物的摄入，导致营养状况变差。

肿瘤患者治疗开始前怎么吃？

肿瘤的治疗副作用是有个体差异的，在别的患者身上存在的副作用，也许在另一个患者身上就不会发生。所以治疗前给自己强大的心理支持，良好的心理状态能提高机体的免疫能力与疾病的耐受能力。饮食上建议如下：

① 在食物储存柜和冰箱里备上患者喜欢的食物，包括那些即使生病也可以吃的食物。

② 提前烧好一顿饭量的饭菜，放入冰箱，以备不适时能直接食用。

③ 跟照顾者沟通自己的饮食习惯与饮食爱好。

④ 若患者对如何吃得好心存疑虑，应当咨询医生、营养师或护士，他们可以帮助患者摄入足够的营养，减轻及克服副作用，如便秘、恶心等。

肿瘤患者治疗开始后怎么吃？

① 吃好是维持体力、保证治疗效果的前提。

当身体在最佳状态下接受治疗，可以获得好的治疗效果。只有做到平衡膳食，确保营养的合理摄入，进入治疗阶段之后，身体才有足够的储备保持体力，防止自身组织遭到破坏，重建受损的组织，保持机体抗感染的能力。吃得好的患者能够更好地应付治疗的副作用，甚至能承受更大剂量的药物。事实上，在营养良好和摄入足够热量和蛋白质的患者身上，一些肿瘤的治疗方法能更好地发挥作用。

② 放疗和化疗，也许会导致患者的味觉改变。有些患者在治疗期间可能喜欢吃以前从没有喜欢过的食物，所以没有食欲时，可以尝试新的食物。

③ 每天选择不同的植物性食物。每周试着吃几次干豆和豌豆。1天至少吃2种水果和0.5kg左右的蔬菜，包括柑橘类和深黄色及深绿色蔬菜。五颜六色的蔬菜水果和植物性食物含有天然的促进健康物质，称为植物营养素，多吃这些植物营养素，可以增强机体免疫力。

④ 限制高脂肪食品，尤其是动物食品。选择脂肪含量低的牛奶和乳制品。选用低脂肪烹饪方法，如蒸煮，以减少脂肪摄入量。

⑤ 限制腌制、熏制和腌渍食品的摄入量。

⑥ 需要时吃点零食，可以选择高热量高蛋白的食物，如牛奶、干果等。

在肿瘤治疗期间，机体往往需要额外的热量和蛋白质保持体重和加速治愈进程。如果体重下降，零食可以帮助恢复体重，保持体力和能量并让患者感觉更好。在治疗期间，可能要依赖零食来满足热量需求，尽管它不是一种健康的食品，请记住这只是作为一时的权宜之计，一旦副作用消失就可以恢复更健康的饮食习惯（表1-1）。为了更容易地将零食添加到日常饮食中，请尝试以下做法。

a.全天吃小零食。

b.准备各种蛋白质丰富随时可以吃的零食，如酸奶、麦片、牛奶、三明治、可口的汤、奶酪和饼干等。

c.避免吃可能会加重治疗副作用的零食。如果有腹泻，不要吃爆米花、花生、凉的水果和含膳食纤维多的蔬菜。如果咽喉疼痛，不要吃既干又粗糙的零食或酸性食品。

d.如果能够正常进食，不需要靠零食保持体重就不要吃零食。

表1-1　方便零食一览

蛋糕	新鲜水果或果汁	爆米花
麦片粥	干果	布丁
饼干	自制奶昔和饮料	三明治
芝士蛋糕	冰淇淋	汤（肉汤或浓汤）
双皮奶	牛奶	运动饮料
面包（全麦或白面包）	酸奶	（生的、熟的、榨汁的）蔬菜
坚果类（瓜子、果仁等）	松饼	豆浆
豆腐脑	婴儿米糊	蛋羹

⑦ 保持健康的体重和身体活动，适当的活动，才能将吃进去的食物转换成肌肉。治疗期间体重小幅度波动是正常的。

⑧ 增加营养的建议

a.一天里频繁地摄入一些食物，而不是一天吃三餐。在一天的任何时间里吃喜欢吃的食品。例如，可以在晚餐时间食用所喜欢的早餐食物。

b.每隔2～3h吃点东西，而不是等到饿的时候。当感觉饿极了，这时候就可以多吃点。例如，如果早晨感到最饿，就把早餐当作一天的主餐。

c.在用餐或吃零食时吃高热量、高蛋白的食品（表1-2和表1-3）。

d.饭前动动身体或散步，可增加食欲。

e.喝高热量、高蛋白质的饮料，如奶昔和罐装饮料。

f.大部分流质要在两餐之间喝，而不要在用餐时间喝。一边喝流质一边吃饭会感到腹胀，影响食欲。

表1-2　高蛋白质的食物

1. 牛奶产品
吃奶酪面包或饼干。
用牛奶代替水来做麦片粥和热汤。
在蔬菜和面食上放点奶油酱或奶酪酱。
在奶油汤、土豆泥、布丁、炖品里添加点奶粉。
在喜欢吃的水果蔬菜里加点酸奶或奶酪。

2. 鸡蛋
把煮熟的鸡蛋放在冰箱里保存。将鸡蛋切成数块，添加到沙拉、炖品、汤和蔬菜里做鸡蛋沙拉。为了避免有害细菌的繁殖，应将鸡蛋彻底煮熟，但不宜煮得过久。
蒸蛋可以作为上、下午的加餐。

3. 肉类、家禽、鱼
可以将各类肉类煮熟后，用调料拌好，随时食用。
将肉切碎做成肉丸或肉饼。

4. 豆类、坚果和果瓜子
将果瓜子和坚果撒在餐后甜点（如水果、冰淇淋、布丁、蛋奶糕）上。
将果瓜子和坚果撒在蔬菜、沙拉和意大利面上。
将花生酱或杏仁酱涂在烤面包和水果上，或拌入奶昔里。
将豆类、坚果打成豆浆类，加餐食用。

表1-3　高热量食品

1. 乳制品
将鲜奶油或稠奶油添加在甜点、煎饼、华夫饼、水果和热巧克力上，或拌入汤和炖品里。

2. 沙拉酱
将普通（非低脂）蛋黄酱和沙拉酱涂在三明治上，再夹入蔬菜和水果。

3. 甜食
将果冻和蜂蜜涂在面包和饼干上。
将果酱涂在水果上。
蛋糕上涂上冰淇淋。

肿瘤患者治疗恢复后期怎么吃？

在经过了最初的诊断和治疗后，大多数肿瘤患者的肿块会消失或病情开始稳定。在此期间，建立并维持适当的体重、健康的饮食和积极运动的生活方式这一终身目标就显得非常重要，因为这可以提高生活质量，并且能延长其寿命。

恢复后的饮食运动需遵循以下几个方面。

（1）饮食多样化，重点是植物来源的食物　每天摄入至少300g的各种蔬菜和水果；优先选择全谷食物而不是加工过的（精制的）谷类或糖类食品；限量食用红肉，尤其是高脂肪或加工的红肉；摄入的食物应有助于保持健康体重。

（2）采取积极的运动生活方式　成人：每周至少5天、每天至少30min中等强度的运动，每周至少5天，每天至少45min中高强度的运动能有效降低乳腺癌和大肠癌的发病风险。儿童和青少年：每周至少5天、每天至少60min中高强度的运动。

（3）终生保持健康的体重　在摄入热量和运动之间维持平衡；如果目前已经超重或者肥胖则应减重；限制饮酒。

肿瘤患者日常饮食食谱

茼蒿鱼丸汤

材料：茼蒿、五花肉、鱼丸、料酒、白胡椒粉、鸡蛋（取蛋清）、葱姜蒜、油、盐、淀粉、醋、味精、香油。

做法：

（1）鱼和五花肉一起剁成细腻的馅料。

（2）葱姜切成碎末。

（3）馅料添加蛋清、葱姜蒜、料酒、白胡椒粉、淀粉、盐和油搅拌均匀。

（4）锅内下热水（适量添加高汤），用小勺把调好味的鱼馅依次挖入水中。

（5）开火，用大火煮开，撒入切好的茼蒿段。

（6）加盐、白胡椒粉、醋和味精调味，出锅前点几滴香油。

功效：和脾胃，利二便，消痰饮。

茄汁虾球

材料：茄子、鲜虾、西红柿（番茄）、洋葱、姜末、调味料等。

做法：

（1）鲜虾去皮，去除虾线加调味料搅拌入味。

（2）腌制好的虾仁入锅滑油，等缩成球状后捞出。

（3）将茄子、西红柿、洋葱洗净并切成均匀的丁。

（4）姜末爆锅，倒入备好的原料，加入调味料翻炒，出锅装盘。

功效：促进食欲、提高免疫力。

黄芪鲜虾汤

材料：黄芪、当归、鲜虾、桔梗、枸杞子、鸡，盐、姜等调味品。

做法：

（1）黄芪、当归分别用水浸泡。

（2）虾剪去虾脚，鸡剁成鸡块，焯水冲凉备用。

（3）砂锅中加水，放入鸡块、黄芪、当归、桔梗、枸杞子煲制15min。

（4）待开锅后，加入虾煮制片刻，成熟调味。

功效：生津消渴、补气血、益脾胃，增加免疫功能。

菇香满园

材料：香菇120g、五花肉100g、虾仁60g，盐、鸡精、生抽、辣椒汁适量。

做法：

（1）将泡好的香菇去根。

（2）五花肉做肉馅，调味。

（3）肉馅、虾仁酿入香菇，蒸6min。

（4）调辣椒汁，淋在香菇上即可。

功效：有活血化瘀、提高免疫力的作用。

西芹百合

材料：西芹、百合、黑木耳、枸杞子及香油、盐。

做法：

（1）将百合、西芹、黑木耳洗净并切好备用，枸杞子泡水备用。

（2）百合、西芹、黑木耳焯水并凉备用。

（3）将上述原料入锅中煸炒，出锅前加枸杞子，淋上香油，加盐调味即可。

功效：润肺止咳、降血脂、促消化。

山药牛肉

材料： 山药、牛肉、胡萝卜、土豆，葱、姜、盐、鸡精。

做法：

（1）牛肉、山药、胡萝卜、土豆分别切丁焯水。

（2）锅中加油，爆香葱、姜末。

（3）将牛肉丁、山药丁、胡萝卜丁和土豆丁依次入锅翻炒。

（4）锅中加盐、鸡精调味并勾芡。

功效： 益气、健脾肾、利湿气，有气血双补之功效。

枸杞豆鱼汤

材料： 草鱼、枸杞子、洋葱、香菇，葱、姜、盐、香菜、香油。

做法：

（1）洋葱切片，香菇切丝，香菜、葱切段，草鱼去头尾，鱼肉切片备用。

（2）锅中加姜片爆香后，依次放入洋葱、葱段、香菇，加适量水炖煮片刻。

（3）开锅后，放入鱼片、枸杞子，盐调味并撒上香菜即可。

功效： 活血化瘀、降血脂，提高免疫力。

百合莲子瘦肉汤

材料： 干百合、莲子、瘦猪肉、枸杞子、高汤、姜片、油、盐、干淀粉。

做法：

（1）瘦肉洗净切小块，加入干淀粉、油抓拌均匀，腌制15min；干百合洗去杂质；枸杞子用温水泡发。

（2）砂煲中加入高汤、姜片、莲子、瘦肉块，大火烧开后转中小火煲煮30min。

（3）加入百合继续煲煮10min，加盐调味，出锅前撒入枸杞子即可。

功效： 润肺止咳、清心安神，有抗癌之功效。

参鸡汤

材料： 童子鸡1只、大枣3枚、糯米1小把、党参1根、姜4～5片、盐适量。

做法：

（1）将鸡洗净剪去鸡屁股。大枣、党参、糯米洗净连姜片一起塞进鸡腹内。

（2）将鸡腹拉紧，倒放置锅内，注入凉水，没过鸡身，大火煮开，中火煮20min，小火炖20min。

（3）关火后加入适量的盐，盖盖闷5min即可。

功效：补血益气，益寿延年，增强免疫力。

归芪鸡汤

材料：当归1钱、黄芪2钱、鸡腿1只、盐适量。

做法：

（1）先将鸡腿洗净并切块。

（2）再将鸡腿放入水（4碗）中，以大火煮开。

（3）接着放入黄芪，和鸡腿一起炖至七分熟，再放入当归，煮约5min，并加少许盐即可。

功效：当归补血，黄芪补气。适用于气血不足者。

香菇海参炖鸡

材料：香菇30g，海参30g，鸡肉150g，盐适量。

做法：

（1）海参浸透洗净，去内脏，切成小块；香菇浸泡后去香菇脚；鸡肉切成小块。

（2）一同放入瓦盅内加适量清水，隔水炖1h，以盐调味即可食用。

功效：滋阴养血，健脾和胃。适用于身体虚弱，精神疲倦，食欲缺乏者。

田七大枣炖鸡

材料：田七、大枣、鸡肉，葱、姜、味精、盐适量。

做法：

（1）将大枣用清水浸软后，去核，洗净，待用。

（2）把田七切成薄片，用清水略冲洗，待用。

（3）将鸡肉去皮，洗净，滤干水分，待用。

（4）把所有原料放入一个洗净的炖锅内，加入清水适量，置于炉火上，以旺火隔水炖2h，点入精盐、味精调味，即可趁热饮用。

功效：止血、造血，补气养血，强身。

莲藕香菇鲜鸡汤

材料：鸡腿1只，莲藕200g，淮山药11g，香菇4朵，百合8g，盐、鸡精适量。

做法：

（1）莲藕洗净去皮切片，鸡腿洗净，剁成块。

（2）将鸡腿放入沸水锅中，焯一下，捞出，沥干水分。

（3）将所有食材放入砂锅中，加1大碗清水大火烧开，然后转小火慢炖30min。

（4）起锅前加入适量盐和鸡精调味即可。

功效：健脾止泻、增进食欲、促进消化、补益气血、增强免疫力。

萝卜鲫鱼汤

材料：白萝卜、鲫鱼、葱、姜、盐各适量。

做法：

（1）鲫鱼处理干净，白萝卜切薄片备用。

（2）葱、姜切片，入锅爆香，鲫鱼放入锅中两面煎硬。

（3）加入1.5碗清水，大火煮开至汤变成奶白色。

（4）转中火煮汤减少至2/3左右，加入萝卜。

（5）煮至萝卜软烂，调入少量盐即可。

功效：增强机体免疫力，并抑制癌细胞生长，有防癌、抗癌的作用。

山药炖排骨

材料：汤粉、山药、排骨、姜、葱末、蒜、香油、盐各适量。

做法：

（1）准备好汤粉，稍稍泡一会，排骨洗净，生姜切片，山药去皮、切段备用。

（2）锅中油热，爆香姜片；下排骨炒至无血水，加入适量冷水煮开。

（3）将排骨移入砂煲中，大火煮开，小火慢炖1h；下入山药段、葱末、蒜炖煮20min。

（4）下入汤粉，煮15min。离火闷一会，加盐调味，滴入香油即可。

功效：健脾益肾、补气养血，增强免疫力。

术前的营养治疗原则是什么?

（1）营养治疗原则

① 术前应尽量改善血红蛋白、血清总蛋白及其他各项营养指标，最大限度地提高其手术耐受力。

② 改善营养状况的方式依病情而定，尽量采用肠内营养，严重营养不良且伴有消化吸收功能障碍者，可选用短肽型营养制剂以减轻胃肠道负担，或（和）采用肠外营养。

③ 对于没有足够时间纠正营养不良需要手术患者，多采用肠外营养，必要时可选用人血制品、新鲜全血或血浆，以迅速改善其营养状况。

④ 对于急诊手术的患者，应采用中心静脉营养，以利于在术中、术后进行营养支持和生命体征监测。

（2）营养供应

① 能量及来源：一般住院治疗患者，如果仅在病床周边活动，供给能量只需增加基础代谢的10%左右即可；能进行室内外活动的患者，则要增加基础代谢的20%～25%；发热者可按体温每升高1℃增加基础代谢的13%计算；明显消瘦者，若病情允许，宜在体重接近正常后再手术。

术前每日能量供给量可在2000～2500kcal，碳水化合物应作为主要能量来源，供给量应占总能量的50%～60%，脂肪供给量一般应占全天总能量的25%～30%。蛋白质必须供应充足，应占每日总能量的15%～20%，或按1.5～2.0g/（kg·d）计算，其中50%以上应为优质蛋白质。

② 维生素：一般应从术前7～10天开始，每天供给维生素C 100mg、胡萝卜素3mg、维生素B_1 5mg、维生素PP 50mg、维生素B_6 6mg，在有出血或凝血机制障碍时需补充维生素K 15mg。

③ 治疗合并疾患：营养支持过程中，应注意合并疾患的处理。在制定营养治疗计划时，应考虑合并疾患因素。有贫血、低蛋白血症及腹水时，除输注全血、血浆和白蛋白外，还应通过膳食补充足够蛋白质和能量；对高血压病者，需在药物治疗的同时进食低盐、低胆固醇膳食，待血压稳定在安全范围时再行手术，以减少手术过程中出血；糖尿病患者，则必须按糖尿病要求供给膳食，配合药物治疗，使血糖接近正常水平，尿糖转为阴性，预防术后伤口感染及其他并发症；对肝功能不全的患者，要给予高能量、适量蛋白、低脂肪膳食，并充分补给各种维生素，促进肝细胞再生，恢复肝脏功能，严重肝病者，可选用含支链氨基酸较高的静脉营养制剂，限制芳香族氨基酸的输入，以免诱发肝性脑病；肾功能不全者，需依照病情进食高能量、低蛋白、低盐膳食。

术后的营养治疗原则是什么？

无论何种手术都会对机体组织造成不同程度的损伤，一般都可能有失血、发热、物质代谢紊乱、消化吸收功能降低等情况发生，甚至还可能有感染等并发症。营养治疗的目的就在于尽快改善患者的营养状况，促进机体恢复，最大限度地减少并发症的发生。

（1）术后营养干预指征　对于一般手术创伤患者，术后数天基本可以过渡到经口膳食，只要注意饮食细软易消化、搭配合理即可，无需术后营养治疗，但以下几种情况需要进行合理的术后营养治疗：①术前已做营养治疗者，术后应继续营养治疗；②严重营养不良而术前未进行营养治疗者，术后应进行营养治疗；③术后估计超过1周以上不能进食者，需要进行营养治疗；④术后出现严重并发症者，因代谢需要量增加和禁食时间延长，需进行营养治疗。

（2）营养支持原则　原则上以肠内营养为主，可从肠内营养制剂开始，经普通流食、半流食、软食逐渐过渡至普食。通常采用少食多餐的供给方式，必要时可由静脉补充部分营养素。

胃肠道手术：传统观点认为术后患者需禁食2～3天，胃肠减压的同时进行肠外营养支持，待排气、肠道功能初步恢复后才能经口摄食。大量研究表明，对那些术前营养状况良好及术后7天内能够恢复饮食者而言，常规肠内/肠外营养支持并没有明显的益处。许多临床对照研究发现，术后第1天即经口摄食的患者，其胃肠道功能恢复较应用传统治疗方法者好；即使对于持续胃肠道功能不全的患者，进行肠外营养的同时给予适当途径的肠内营养才是最可取的营养支持方式。目前许多国家和世界肠外肠内营养学会发表的营养支持指南都提到了以上推荐方法。

① 胃、小肠手术：患者术后经口摄食时应先给予少量清流质饮食，然后视病情改为普通流食，5～6天后改为少渣半流食、半流食，一般术后10天左右即可供应软食。直肠和肛门术后应先给予清流食，2～3天后可使用少渣、易消化的要素制剂，以减少粪便形成，一周后可使用少渣半流食、软食。阑尾切除术后可给予要素制剂和少渣的半流食、软食，以减少粪便形成、减小粪便体积，避免排便时用力导致伤口迸裂；拆线后才可以应用富含蔬菜、水果的普食，以保证膳食纤维的摄入量，防止便秘时腹压增高导致伤口迸裂。

② 肝、胆、脾手术：肝胆术后患者的营养支持与胃肠道术后相似，此外应注意采用低脂、高蛋白的半流食，减轻肝胆代谢负担。因门脉高压症行脾切除术后者，由于存在肝功能障碍和食管静脉曲张，一般要限制膳食中脂肪及膳食纤维的含量，烹调时要将食物切碎煮烂，尽量避免食用带有骨、刺的食物及粗糙、干硬的食物。

③ 口腔、咽喉部手术：一般仅在术后一餐时禁食，下一餐时即可供给冷流质饮食，至第3天中午改为少渣半流食。注意食物温度要低，以免引起伤口出血，患者术后1周左右可供给软食。

④ 其他部位手术：其他部位手术患者的术后营养支持应根据手术创伤的大小，患者状况等因素决定营养支持的时间和方式，创伤小的手术一般不引起或很少引起全身反应，患者在术后即可进食，创伤大的手术或全身麻醉的患者，多伴有短时间的消化吸收功能障碍，一般进食较少，需进行肠外营养补充。随着机体的恢复逐步改为经肠营养，对于颅脑损伤和昏迷者应进食管饲营养支持。

（3）营养供应　术后机体对能量和各种营养素的需要量明显增大，主要是以下原因导致营养素的大量消耗：手术创伤引发的应激反应，使机体能量消耗和物质分解代谢增强；手术时出血和患者呕吐、出汗、胃肠减压引流创面渗出等丢失了大量含氮体液；损伤组织吸收以及感染都会引起体温升高、增加能量消耗；术后并发症（如消化道瘘）造成的额外消耗。术后的营养补充要依病情而定，但原则上是通过各种途径供给高能量、高蛋白、高维生素膳食。

① 能量：手术会造成机体能量的大量消耗，必须供给充足的能量以减少机体组织消耗促进创伤修复。卧床休息的男性患者每日应供给能量2000kcal，女性为1800kcal。在能经常下床活动后，应增加到2600 ~ 3000kcal，也可按公式进行个性化的计算。

② 碳水化合物：体内某些组织（如周围神经、红细胞、吞噬细胞）及创伤愈合所必需的成纤维细胞，均以葡萄糖作为能量的主要来源。给予充足的碳水化合物，可发挥节约蛋白质作用，加速机体转向正氮平衡，又能防止酮症酸中毒，并能增加肝糖原储存量，具有保护肝脏作用。每天供给量以300 ~ 400g为宜，超量供应会引发高血糖和尿糖。

③ 脂肪：脂肪是含能量最丰富的营养素，膳食中应含有一定量的脂肪，可占总能量的20% ~ 30%，但胃肠道功能低下和肝、胆、胰术后者，应限制脂肪摄入量。若患者长时间依靠肠外营养支持，应保证必需脂肪酸的供给。肝病患者最好进食中链甘油三酯，因其比长链甘油三酯更容易消化吸收，而且可直接经门静脉入肝脏。

④ 蛋白质：蛋白质是维持组织生长、更新和修复所必需的原料，手术患者多伴有不同程度的蛋白质缺乏，呈负氮平衡状态，不利于创伤愈合恢复。术后患者应进食高蛋白膳食，以纠正负氮平衡，每日摄入量应达100 ~ 140g。

⑤ 维生素：一般术前缺乏维生素者应立即补充。营养状况良好者术后无需摄入太多的脂溶性维生素，但要摄入足量的水溶性维生素。维生素C是合成胶原蛋白、促进创伤愈合所必需的物质，术后每天可摄入500 ~ 1000mg。B族维生素与能量代谢有密切关系，也影响伤口愈合与机体对失血的耐受力，每

天摄入量应增加至正常摄入量的2～3倍为宜。

⑥ 矿物质：术后患者因失血和渗出液体等原因而大量丢失钾、钠、镁、锌、铁等矿物质，应根据实验室检查结果及时补充。

（4）宜用食物

① 胃肠道手术：胃肠道手术患者可采用以下治疗方案：a.术后肠道功能恢复前，可采用肠外营养支持；b.术后早期可选用短肽型、整蛋白型营养制剂，逐渐增加菜汁、果汁、牛乳、稀粥、烂面条等，由流食过渡到普食；c.肠道功能初步恢复后，宜选用高蛋白、少渣食物，如蛋类、鱼肉、乳类及其制品等。烹调方式宜采用蒸、煮、炖、煨等，使食物易于消化。快速康复外科的患者，胃肠术后早期即可开始肠内营养。术后小肠的蠕动、消化功能在术后几小时即可恢复正常，只要喂养管能保证置入空肠，术后第一天即可开始肠内营养。

② 非胃肠道手术：肝、胆、脾等非胃肠道手术患者宜选用：a.富含优质蛋白的食物，如瘦肉、蛋类、乳类及其制品、豆类及其制品等；b.富含维生素和矿物质的新鲜蔬菜如芹菜、白菜、油菜、菠菜和水果如苹果、橘子、大枣、猕猴桃、香蕉等。

化疗对患者营养有什么影响？

化疗是一种使用药物杀死癌细胞的治疗方法。大多数药物通常是静脉注射的，小部分口服。化疗药物在杀死癌细胞的同时也会损害健康的细胞。化疗的毒性主要作用于人体增殖快的组织，骨髓和胃肠道是化疗毒副作用最常见的部位。消化道反应通常较骨髓抑制出现得早，化疗药物可直接刺激消化道，也可通过血液循环对肠黏膜屏障结构及功能有不同程度的损坏，导致食欲减退、味觉异常、恶心呕吐以及营养物质的消化吸收功能障碍，也可造成肠道细菌和毒素移位，引起肠源性感染，严重者引起败血症，甚至引起器官功能衰竭。化疗还可引起骨髓抑制，表现为贫血、白细胞减少、血小板下降等，随着肿瘤患者化疗疗程的延续，营养不良发生率不断增加。机体反复多次接受化疗必然会加重营养不良，导致机体免疫力下降，体重下降，进而影响预后及生活质量。

最容易被化疗伤害的细胞就是骨髓、头发和消化道内壁的。化疗副作用取决于药物种类和使用方法，常见的导致饮食问题的化疗副作用：食欲变化、排便习惯改变、味觉和嗅觉变化、疲劳、口腔压痛或疼痛、恶心、呕吐等食欲下降是化疗最常见的副作用之一，也可源自放射疗法、压力、焦虑、抑郁以及肿瘤本身。胃肠道黏膜（包括口腔、咽喉黏膜）是人体最为敏感的区域。很多用于化疗的药物都会引起口腔黏膜发炎，也有一些药物可能引起口腔溃疡，给保证营养带来了一个难题。

化疗时在营养上应注意哪些事项?

（1）在化疗前大概2h的时候进食简餐或点心效果最佳。

（2）不要食用油炸、油腻或生硬这类不易消化的食物。

（3）化疗时可引起食欲不佳，应选择容易消化吸收的流质或半流质饮食，少食多餐（每日6～8餐）。

（4）足量饮水，每天饮水1600ml以上。

（5）让家庭烹饪变得简单的小建议

① 把生菜洗净、晾干、放入密封容器或塑料袋中保存，便于使用。

② 把蔬菜洗净、切好、保存起来，可以随时当作加餐或烹饪材料。

③ 切洋葱和大蒜时，不妨多切一些，放入封口塑料袋保存起来，留待以后使用。

④ 准备双份配料，把其中一份冷冻起来。

化疗当日早餐

鸡蛋、燕麦片粥、果汁。

化疗当日中餐

去油肉汤、嫩碎菜叶鸡肉末粥、水果。

化疗当日晚餐

牛奶、嫩碎菜叶、肉沫、湿米粉、蒸嫩豆腐；每天要保证摄入6～8杯液体；饥饿时可少量多次饮用5%～10%的葡萄糖水或蜂蜜水；口服补充肠内营养制剂。

化疗后第二日早餐

茶、白面包、酸奶、甜豆腐脑。

化疗第二日中餐

煮水饺10个、蒸香干、去油鸡汤。

化疗第二日晚餐

鸡蛋西红柿面、汆小肉丸、新鲜水果。

化疗期间可选哪些食谱?

【谷薯杂豆类】（以下每种为一份，每份约提供热量70kcal）

米饭1/4碗、稀饭1/2碗、面条1/2碗、米粉1/4碗、白土司/全麦土司1片、小餐包1个、苏打饼干3片、馒头半个、地瓜半个、马铃薯1个、玉米1/3根。

【肉鱼蛋豆类】（每份约提供蛋白质7g）

豆浆240ml、豆腐50g、鱼肉35g、牡蛎35g、虾仁70g（约7只基围虾）、牛肉35g、鸡肉35g、猪肉50g、鸡蛋1个。

【奶类】（每份约提供蛋白质7g）

全脂奶粉50g（约5勺）、牛奶230ml、奶酪片27g（约2片）。

【蔬菜类】（每份约提供热量25kcal）

黄瓜180g、大白菜160g、西红柿130g、扁豆10g、胡萝卜60g、藕40g、茄子120g。

【水果类】（每份约提供热量60kcal）

苹果半个、香蕉半根、柳橙1个、猕猴桃1.5个、柚子250g、樱桃9粒、葡萄130g、草莓190g、西瓜250g、木瓜190g。

【油脂类】（每份约提供脂肪5g）

花生油或豆油5g（1茶勺）、芝麻酱7.5g、核桃2颗、松子7g、杏仁7粒、花生米8粒、开心果15粒、西瓜子20g、南瓜子15g、葵瓜子12g。

 什么是血象下降？

血象下降是指中性粒细胞减少症，又称白细胞减少症，是大剂量化疗过后常见的一种并发症。多数化疗药物都会在一定程度上造成骨髓再生不良，降低患者的血细胞含量，尤以白细胞下降最为明显。中性粒细胞减少症通常要持续4～7天。恢复时间会因个人体质和治疗内容的差异而有所不同。

如出现血象下降，在血细胞恢复至正常值之前，不要去人多的地方，也不要和生病的人接触。生的水果、蔬菜、肉和海鲜容易携带细菌，吃这些食物可能会导致全身感染，所以一定不要吃。在接受过几次化疗之后，白细胞数值可能会大大降低。升高白细胞最有效的治疗手段为注射升高白细胞的药物，此方法应由主治医生来实施。一旦血细胞数值恢复正常，就可以恢复日常活动和饮食了。

血象下降患者如何吃？

（1）饮食上的预防　为有效预防血象下降，在化疗期间应补充高蛋白质饮食，如牛奶、大豆、瘦肉（如红肉）、鱼肉、动物肝脏及大枣、花生、核桃、黑木耳等。服用阿胶也有助于提升白细胞、血红蛋白。同时可以每日或隔日食用动物血50～100g，如鸡血、鸭血、鹅血、猪血等；每周食用25～50g

动物肝脏1～2次。也可多吃一些"五黑"食品，如黑芝麻、黑米、黑豆、黑枣等。中医认为"黑可入肾"，五黑食品可以补肾填髓，有助于血象的提高。

（2）补充铁剂　缺铁性贫血、进食不足引起的贫血都需要补充铁剂，铁补充剂有片剂、肠溶衣片剂、缓释片剂、胶囊、液体和滴剂。服用铁补充剂可能引起一些副作用，如恶心、呕吐、便秘、腹泻、腹部不适等。铁剂的选择及补充需要咨询医生或者营养师。

（3）饮食补铁

① 补充维生素C可以更有利于铁剂的吸收。维生素C可以通过服用维生素C片剂进行补充，也可以同时每天增加富含维生素C的食物，如柿子椒、橙子、花椰菜、草莓、葡萄柚、橙汁以及添加了维生素C的果汁。

② 茶或喝咖啡会降低铁的吸收。奶制品和钙补充剂也会降低铁的吸收。

③ 含铁丰富的食物：鸡肝含铁相当高，每100g鸡肝含铁13.1mg；鸡血含铁量比鸡肝还要高，每100g含铁28.3mg，类似于鸡血的鸭血、猪血、羊血含铁量都很高；蛋黄含铁量是每百克含铁10.2mg，鸡蛋黄、鸭蛋黄、鹌鹑蛋黄含量差不多，也是补铁食品。猪肾俗称猪腰子，铁含量也很高。其他肉类食品还有牛肉、羊肉、猪瘦肉和虾。豆类食品有大豆、豆芽。蔬菜中含铁多的有菠菜、芹菜、油菜、苋菜、荠菜、黄花菜、西红柿、黑木耳等。水果有杏、桃、李、葡萄干、红枣、樱桃等含铁较多。干果有核桃，其他如海带、红糖、芝麻酱也含有铁。

（4）增加血小板　血小板降低最有效的治疗方法为输注血小板。食疗可以用花生衣。花生衣能对抗纤维蛋白的溶解，可减轻出血，缩短凝血时间，促进骨髓造血功能，增加血小板的含量，改善血小板的质量，改善凝血因子的缺陷而不提高凝血因子水平，加强毛细血管的收缩机能，对出血及出血引起的贫血有一定的疗效。

推荐食谱

花生衣30g，小大枣30g，红糖少许，用水煎服。

① 30g有多少，怎么称量？

成年女性单只手抓一把为20g，30g为一把半。

② 熬完以后喝汤，还需要吃花生衣吗？

不需要吃掉花生衣，只需要喝汤就可以了。

③ 30g花生衣在锅里面散开一大片，怎么办？

用一个纱布袋或一个小的中药布袋装30g花生衣，再放入砂锅中熬水更方便。

（5）注意事项

不要吃生的食物。

水果和蔬菜要煮熟后方能食用。

不要吃生的、冷冻的水果或者果脯。

不要食用没有烹制过的香料和调料。

可以食用煮熟的水果或者水果罐头。

可以食用煮熟或烤熟的食物，可以食用用巴氏法灭过菌的果冻、糖浆。

可以食用酸奶。

可以食用煮熟的热汤。

可以食用煮熟的肉类、蛋类、禽类、鱼类食物。

可以食用所有带包装的面包、蛋糕卷和饼干。

推荐食谱

玉米西红柿猪肝汤

配料：玉米1根，西红柿1个，猪肝50g，姜丝、料酒、盐、淀粉、鸡精少许。

做法：

（1）所有食材洗净，玉米切成小段，西红柿切成小块，猪肝切成薄片。

（2）把猪肝放入清水中浸泡20min左右，砂锅中放半锅清水，放入玉米段和姜丝，大火煮开后，转小火煲10min；10min后，将西红柿块放入锅中一起煲。

（3）把浸泡好的猪肝用流动水冲洗一遍，沥干，放料酒、少许盐和淀粉抓匀腌制备用。

（4）西红柿入锅10min左右，加盐和少许鸡精调味，把腌制好的猪肝用筷子一片片夹起浸入汤中即可关火。

用法：每日1剂，佐食服用。

功效：补血抗癌。

乌龟百合大枣汤

配料：乌龟1只（约250g），百合30g，大枣10枚，冰糖少许。

做法：

（1）将乌龟去甲及内脏，切块，用清水煮至熟。

（2）然后放百合、大枣继续熬煮，直至龟肉烂熟，百合、大枣煮透为度。

（3）最后添加少量冰糖炖化即可食用。

用法：每日1剂，佐食服用。

功效：补血抗癌。

恶心呕吐患者怎么吃？

恶心、呕吐是化疗最常见的副作用之一，胃部不适的程度会依不同药物的作用而异，因此在化疗之前和之后，最好能选择清淡饮食。恶心也会与消化道梗阻、肝脏转移瘤、胃手术、脑肿瘤以及焦虑相关。一般在药物注射后24～48h，恶心、呕吐就应消失，若仍持续不减，就必须通知医师或就诊。24h后一直持续3～5天的恶心、呕吐为延迟性恶心、呕吐。

恶心、呕吐对患者的营养状况有直接作用。如果恶心、呕吐严重，会影响进食，长时间不能进食，机体的免疫系统将受到影响。

（1）恶心呕吐时，一定要持续补充水分以防止脱水，饮水量［包括各种汤类、饮料（包括果汁）］每日应大于2000ml，每次少量，约150ml即可。饮用清凉的饮料，可缓解胃部的不适，可选择的饮料如：白开水、鲜榨果汁、梅子汁、紫苏茶、清汤、运动饮料、冰棒等。

（2）少食多餐，每天6～8餐。空腹会让恶心更严重。

（3）食用清淡的、柔软的、易于消化的食物。如牛奶麦片粥、青菜肉末粥、鸡肉面条汤、白面包、苏打饼干等。

（4）不要吃热的或辛辣的食物，要吃凉爽清淡的食物。

（5）不要吃过甜的食物，也不要吃油腻的食物，最重要的是绝对禁止吃油炸食物。尽量食用脱脂牛奶、瘦肉、干土司等，并以果冻代替冰淇淋，如西瓜冻。

（6）饭后1h之内不要躺下，如果要休息，可以倚靠或者坐着。

（7）餐前和餐后都要漱口。

（8）如果嘴里有苦味，可以含块硬糖，例如薄荷味或柠檬味的。

（9）可以用姜缓解恶心，例如姜茶。

（10）每次呕吐后要多补充半杯到一杯液体。吃完固体食物后的30～60min内，要用小口啜饮的方法喝水或饮料。

（11）接受化疗2h前应禁食。

（12）可用维生素B$_6$辅助镇吐药，以缓解症状。

（13）呕吐严重时，请通知主管医生。

 控制恶心的方法

（1）放松肌肉、舒缓心情及进行瑜伽的冥想。

（2）在空气好的环境下进行深呼吸、冷毛巾敷脸、衣着宽松、闻新鲜的柠檬清香或服少许柠檬水。

（3）服用抗焦虑的药物，如低剂量的阿普唑仑或劳拉西泮（氯羟去甲安定）。

（4）饮食清淡。

推荐食谱

西瓜冻

配料：西瓜1个、琼脂、冰镇糖水适量。

做法：将西瓜洗净，去籽，将琼脂加入适量清水，与西瓜瓤共同熬化，待凉后，放入冰箱，即成西瓜冻。

用法：将西瓜冻切成形，浇上冰镇糖水即可食用。每次少许，一日可多次食用。

功效：开胃。

红酒醋拌香柚

配料：葡萄柚300g，粉丝20g，葡萄酒醋1大匙，橄榄油1小匙，精盐、胡椒粉少许。

做法：葡萄柚去皮、去籽，切成块状；粉丝泡水至软后，切成长段状；将葡萄柚果肉与粉丝混合，加入橄榄油、葡萄酒醋搅拌，以盐与胡椒粉调味即可。

用法：每日1剂。

功效：爽口开胃。

萝卜肉末小米粥

配料：萝卜50g，小米50g，瘦肉50g，青菜叶少许，精盐少许。

做法：将萝卜洗净、切碎，瘦肉洗净、切碎，青菜叶洗净、切碎，小米洗净。将萝卜放入锅内，加入精盐、清水煮熟，再加入小米煮至粥熟，再加入碎肉末、碎青菜煮熟后即可食用。

用法：每日1次，作早餐食用。

功效：滋补促消化。

推荐食物

香蕉、面包、鸡胸脯肉、奶酪、清淡饮料、肠内营养制剂、面条、意大利面、南瓜、大米。

食欲下降患者怎么吃？

化疗药物会抑制食欲，导致食欲下降，影响食物的摄入。

（1）少量多餐，一天七或八餐，不需依三餐时间进食。

（2）用餐前，先做一些轻松的运动，如散步等，以促进胃肠蠕动。

（3）准备几样开胃菜，最好是平时爱吃的食物，以便刺激食欲。

（4）在愉悦的环境及心情下进餐，如听听轻松的音乐、准备漂亮的餐具或舒适的坐椅。

（5）可以根据需要准备不同的调味料，让食物的味道更加丰富，如辛辣味、酸醋味等。

（6）可在两餐之间准备一些小点心来补充热量，如山楂莲子汤、银耳百合汤、红芋奶露、野米桂圆粥等。

推荐食谱

山楂莲子汤

配料：山楂50g、莲子150g、白糖80g。

做法：将山楂、莲子洗净，放入锅中，加入清水煮至烂熟，加入白糖调味。

用法：喝汤吃山楂、莲子。

功效：养心，益肾，健脾胃。

桂圆（龙眼）茶

配料：桂圆肉30g，绿茶1g。

做法：将桂圆肉、茶叶共入碗内加入清水炖熟即可。

用法：每日1剂，饮服。

功效：补虚益损，健脾升血，消食开胃。

豆干拌海带丝

配料：海带150g，豆干100g，花生500g，大蒜、葱各5g，酱油1匙，醋、盐各1小匙。

做法：将大蒜、葱洗净切末，花生去皮；将海带用水泡开，洗净后切丝；将豆干洗净后切丝。海带丝、豆干丝、花生以沸水氽汤后捞起，加入酱油、醋、盐拌匀。

用法：佐餐食用。

功效：健脾开胃。

肿瘤患者腹泻了怎么吃？

肿瘤患者腹泻时的膳食原则与其他原因的腹泻相同。

一旦出现腹泻，首先就是要停止食用纤维素含量高的食物，例如坚果、瓜子、全麦类、干果类，含粗纤维多的蔬菜如芹菜、韭菜、豆芽、笋等，还要停止服用大便软化剂和泻药。询问医生是否可以服用洛哌丁胺（易蒙停）、复芳地芬诺酯（止泻宁）或者水杨酸铋、乳果糖等药物。注意补充水分。在禁食2～4h后，开始摄入清淡的液体。

（1）补充有益菌

① 食物中的有益菌：不是所有益生菌都对腹泻有帮助，一些食物产品中的益生菌经证明对腹泻有帮助。

② 补充剂中的有益菌：患者也可以考虑益生菌补充剂——胶囊或粉剂，可从药店或健康食品商品购买。有研究证明，益生菌补充剂可治疗或协助治疗2种类型的腹泻——抗生素相关的及感染型腹泻。

（2）确保补充腹泻中丢失的水分和电解质　每天要摄入8～10杯（2～2.5L）液体。水、清汤、稀释果汁、不含气泡的汽水或者运动饮料都是极佳的液体选择，可以帮助补充因为腹泻所损失的水分。

（3）进食注意事项

① 选择那些有助于增加排便量的食物。这包括：白米饭、馒头、面包。同时要确保选择的食物不会加剧腹泻。推荐低脂、低香料蛋白食物如蛋类、去皮的鸡肉和鱼肉。每日限制2杯牛奶或奶制品。

② 用低纤维食物如白面包、白米、苏打饼干和煮熟的去皮土豆替代高纤维食物。

③ 避免生的水果和蔬菜，但熟香蕉除外。煮熟的水果是可以的。避免摄食会导致胀气的饮料和食物如碳酸饮料、胀气蔬菜和咀嚼口香糖。

 引起腹泻的原因有哪些？

（1）肠道炎症　肠道炎症所引起的腹泻可分为感染性炎症性腹泻和非感染性腹泻两类。

① 感染性炎症性腹泻：为最常见的一类腹泻，常见于以下感染。

a.病毒感染：按发病率高低顺序分别为：轮状病毒（其中包括A组轮状病毒、成人腹泻轮状病毒）、肠腺病毒、诺沃克病毒、埃可病毒、星状病毒、冠状病毒、嵌杯样病毒、Norwalk因子以及其他病毒感染所引起的腹泻等。

b.细菌感染：细菌感染所致的感染性腹泻十分常见，呈全球性分布，如细菌性痢疾、沙门菌感染、霍乱、副溶血弧菌感染、弯曲菌感染、溃疡性肠结核以及金黄色葡萄球菌胃肠炎等。

c.真菌感染：如肠念珠菌病等。

d.寄生虫感染：如阿米巴肠病、梨形鞭毛虫病、血吸虫病、钩虫病、姜片虫病以及绦虫病等。

② 非感染性腹泻：如炎症性肠病（包括慢性非特异性溃疡性结肠炎和克罗恩病）、急性出血性坏死性肠炎、放射性肠炎以及缺血性肠病等均可有腹泻，结肠憩室炎或结肠息肉并发结肠炎也可伴有腹泻。

（2）肿瘤　肠道肿瘤，如小肠恶性淋巴瘤、结肠癌以及直肠癌等，导致肠黏膜的浸润、糜烂和溃疡等病变，均可引起腹泻；胃泌素瘤、类癌等，则由于产生大量的胃肠肽类物质而引起腹泻。

（3）吸收障碍　小肠黏膜受损，如小儿乳糜病、热带和非热带斯泼卢病、乳糜管或肠系膜淋巴结病变等引起的肠腔内菌群失调以及小肠部分切除或短路手术等，均可引起营养物质的吸收障碍而引起腹泻。

（4）食物中毒　如葡萄球菌肠毒素所引起的食物中毒、海豚中毒以及肉毒中毒等。

（5）化学品中毒　如砷、汞、磷及酒精等中毒。

（6）药物作用　泻药如硫酸镁等；拟副交感神经药如新斯的明、乙酰胆碱及毛果芸香碱等；广谱抗生素如林可霉素及氯林可霉素；降压药如胍乙啶及利血平等都能引起腹泻。

（7）肠变态反应性疾病　因对乳品及鱼虾等食物过敏，引起肠的变态反应性疾病，导致腹泻。

（8）其他　如尿毒症及营养不良等。

腹泻的注意事项

热饮料、冷饮料、酒、咖啡和香烟也都会加重腹泻。

坚果类会加重腹泻。

避免食用任何高脂肪的、含咖啡因的、辛辣的食物。

腹泻症状减轻后，可以吃一些香蕉、米饭、苹果酱和吐司（非全麦）。

尽量不要食用纤维含量高的食物，例如谷类、生蔬菜、全麦、生水果、燕麦或者糙米。

纤维和脂肪含量低的食物有助于缓解腹泻。

要保证一整天都有摄入水分，以防脱水。

腹泻症状减轻后，可以适当调整自己的饮食。

如果出现肛门红肿、疼痛，可以用不含酒精的湿巾擦拭，尽量不要用干卫生纸。护臀霜或者优色林与考来烯胺按9∶1的比例调成的药膏都可以对肛门周围起到很好的保护作用。

如果腹泻症状持续超过24h，并且丝毫没有减轻，请一定要告诉您的主治医生。

便秘患者怎么吃?

肿瘤治疗期间，化疗药物副作用、活动量的减少尤其是术后活动量减少以及脱水等情况都会导致便秘。一般而言，每48～72h应排一次便。当然，如果治疗期间的排便情况与平时差别不大就无需担心。如果结肠内有肿瘤阻断了粪便通过，这种情况下会发生狭窄或部分梗阻，也会产生便秘。完全肠梗阻是急症，必须立刻就诊。对于这两种便秘的治疗方案是截然不同的，所以需要有针对性的不同的方案。

① 对心脑血管疾病的影响：诱发心脏血管疾病的发生或加重，可造成脑血管破裂、脑出血，严重者可致脑卒中，突然死亡。

② 便秘易导致人体自身中毒：便秘后有些物质在大肠内的腐败作用会加强，有毒物质如吲哚、硫化氢和氨等的产生增加。

③ 易引起肛周感染：如痔疮、肛裂等疾病。

④ 对情绪和心理社会功能的影响：经常便秘会使患者排便艰难，坠胀难忍，坐卧不安，情绪受到很大的影响。

没有肠梗阻的便秘怎么办？

每个人的身体均以自己的节律运行。如果排便频次发生改变，或排便出现困难，或自觉排便不尽，这时可能出现了便秘。预防便秘，需要使大便重量加大，大便变软，肠道蠕动增加。纤维、液体和运动会达到这个效果。

增加膳食纤维的摄入：如果没有胃及肠道肿瘤等疾病，可进食高纤维和体积大的食物，如全麦的面包、谷类、水果和蔬菜，以及干豆类。应该逐渐增加上述食物，以免发生胀气（表1-4）。

表1-4 可能引起胀气的食物

名称	名称	名称
豆子和豌豆	甘蓝	菜花
豆角	花椰菜	坚果
牛奶	瓜类	菠菜
菌类	啤酒	苹果、苹果汁
黄瓜	蛋类	鱼类
辣椒	玉米	芦笋
咸菜	洋葱、韭菜、葱	白薯
重奶酪	芥末	辛辣食物

增加液体摄入：每天2L液体。可逐渐增加饮水量达到目标量。只增加膳食纤维而不增加水分会使便秘更严重。可以尝试白开水、果汁、蔬菜汁、茶、柠檬水等。热的饮品有助于刺激肠道运动。

增加活动量：每天尽量定时进餐，固定时间排便；早餐最好有热的饮品和高纤维食物；少食用可能会引起胀气的饮料和食物；用餐时尽量不要讲话、不要用吸管喝水、不要咀嚼口香糖和碳酸饮料。

（1）可导致胀气的因素　咀嚼口香糖、摄入液体量不足、饮用碳酸或气泡饮料、张嘴咀嚼食物、吃糖果、饮用含酒精（如麦芽糖醋、甘露醇和木糖醇）的饮料、便秘活动量不足。

（2）缓解便秘的方法

① 增加膳食纤维摄入：膳食纤维通过3个途径缓解便秘。其一，纤维本身增加粪便的重量；其二，纤维保留水分，增加了粪便重量使其软化；其三，纤维经肠道细菌发酵，增加了粪便中的有益细菌。可溶性纤维会有助于保水，使得粪便柔软易于排放，不溶性纤维增加粪便体积使其通过肠道。增加粪便体积最好使用麦麸。饮食规律和排便规律也会对缓解便秘有所帮助（表1-5）。

表1-5　膳食纤维参考摄入量

年龄	女性	男性
19 ~ 50岁	25g/d	38g/d
51岁以上	21g/d	30g/d

大部分食品标签会告诉大家每份中的纤维含量，但不会告诉我们其中多少是可溶的、多少是不可溶的。两者都很重要，所以，请尽量在膳食中含有这两种纤维。

记录纤维摄入量、液体摄入量、运动量以及排便情况。这会帮助您确定每天需要多少纤维、水及多大运动量并坚持形成规律。喝汤是补充液体的好方法。如果在这方面需要帮助，可咨询营养师。

② 选择含有膳食纤维的食物：增加纤维、液体和运动量是缓解便秘的主要建议，但是很多植物食物（如枣、无花果、李子）也有特别的效用。

富含膳食纤维的食物：全麸谷物，黑豆，煮熟或罐装的豆子，深红色煮熟的腰果，煮熟去壳的毛豆，煮熟的绿豆，猕猴桃，带皮的梨、芒果、苹果、香蕉，煮熟的豌豆，去壳的葵花子，面包或发芽谷物，100%天然麦麸，研磨过的亚麻子，熟的蔬菜拼盘，烤花生，即食燕麦片，熟玉米，胡萝卜或花椰菜，干枣、爆米花等。

③ 使用通便剂：有不同种类的药物用于治疗便秘。通便剂包括填充剂、发酵纤维、软便剂、兴奋药、泻药、渗透剂以及灌肠剂。它们均被称为通便剂，但是效用各不相同。通便剂的使用，应在医生指导下进行。

a.高渗透性泻药：因其具有高渗透特征，口服后在肠内形成高渗状态吸收水分，并阻止肠道吸收水分，致使肠内容物容积增加，促进肠蠕动，引起排便。此类药物的优点为疗效可靠、不良反应少。临床常用者为聚乙二醇和乳果糖，其次为盐类泻药，如硫酸镁等。

b.激性泻药：此类药物通过刺激肠黏膜及肠肌神经促进肠蠕动、推进运动增快，同时，还使肠黏膜水和电解质的分泌增加，使粪便变得稀、软。此类药物主要有中药番泻叶、大黄及一些复方制剂，西药则主要是酚酞和比沙可啶等。此类药物是我国慢性便秘者应用最多的药物，也是应用最不规范的药物。

c.滑性泻药：此类药物具有软化粪便、润滑肠壁的作用而使粪便易排出。主要有液状石蜡、甘油、多库酯钠等口服药及开塞露等直肠用药。此类药物虽有些不良反应，但如应用得当，仍有很好的疗效及效价比。

d.积性泻药：此类药物不被吸收，在肠腔内吸收水分后，增加粪便体积刺激肠蠕动，且在结肠内肠道细菌酵解，进一步增加肠内渗透压。阻止水分被吸收并刺激肠蠕动达到导泻作用。此类主要为含纤维素和欧车前的制剂，如甲基纤维素、欧车前、聚卡波菲等。

e.其他药物：以5羟色胺-4受体部分激动剂替加色罗的疗效最好。莫沙比利是目前仍应用于临床的促动力药。

f.微生态制剂：如双歧杆菌、乳酸杆菌等，可降低肠腔内pH值，促进肠蠕动，减少肠道内有害物质的吸收。

伴有肠梗阻的便秘怎么办？

如果便秘是肿瘤组织阻塞导致的，必须遵循低膳食纤维或低残渣膳食医嘱。不能进食高纤维膳食。是否限制膳食纤维摄入要依据肿瘤大小及位置而有所变化。

以细嚼慢咽的方式进食，因为进食过快会导致消化不良，从而出现粪便潴留，导致便秘。每天的早餐用固体食物，晚餐用液体及软食。禁食咖啡、酒精及填充性通便剂。

纤维禁忌方法如下。

① 低纤维膳食：每份餐中的纤维含量不能超过2g。

② 极低量纤维膳食：禁食所有全谷物、水果、蔬菜、坚果、籽类和豆类。可饮用果汁、李子汁除外。

③ 流食：仅能进食流食如米汤、面汤等，禁固体食物。

④ 不经口饮食（NPO）：完全肠梗阻时，需要管饲或肠外营养。

如果医生许可的话，每天要摄入8～10杯液体。除了水之外，还要喝一些含有热量的饮料，例如蜂蜜水、温热的果汁、茶和热柠檬汁等。

　　如果胃胀气的话，就要尽量避免食用或饮用容易产生气体的食物和饮料。如碳酸饮料、西兰花、圆白菜、菜花、黄瓜、干豆类、豌豆、洋葱等。

　　多吃纤维含量高的食物，例如全麦面包和麦片、水果、蔬菜和干豆类。

　　早餐最好喝一杯热水，再加上一种纤维含量高的食物。

　　增加高纤维食物的摄入。

　　做菜时要多加入切碎的蔬菜。

　　煮饭时可以加入燕麦或麦麸。

　　面包和麦片要吃全麦的。

　　饭后适当运动。

　　在平时的排便时间前30min喝一杯热饮。

推荐食谱

杏仁粥

配料：糙米25g、杏仁5～8颗。

做法：糙米加适量水煮粥，将熟前加入杏仁煮熟即可。

　　糙米加工程度低，保存的糊精多，营养价值高，同时纤维含量高，通便好。杏仁有止咳平喘，润肠通便功能，对肺癌伴发的便秘尤其效果好。

红薯粥

配料：小米15g，红薯50g。

做法：小米洗净。红薯去皮，切成块。小米红薯块加适量水煮成粥即可。

　　红薯含较多的抗性淀粉，而抗性淀粉在肠道内吸收水分，增加粪便的体积，促进排便。

芦荟大枣粥

配料：芦荟肉30g，陈皮10g，粳米100g，大枣10枚。

做法：将陈皮、大枣、粳米均洗净后倒入锅中，加入清水，常规煮粥，待粥熟再将芦荟肉切块加入，搅匀即可。

用法：每晚1剂。

功效：抗癌通便。

桑葚核桃芝麻糊

配料：桑葚子30g，核桃肉30g，黑芝麻30g，蜂蜜适量。

做法：将桑葚子研为细末，核桃肉捣烂为末，黑芝麻用文火炒脆后研为末。将三种末混匀，加入蜂蜜调匀加温开水冲服。

用法：每次30g，每日3次空腹服用。

功效：补肾润肠。

焖松菇兔肉

配料：鲜松菇250g，兔肉500g，水发玉兰片50g，姜块、葱段、大蒜、盐、味精、料酒、酱油、米醋、八角茴香、花椒适量，植物油50g，骨头汤750ml。

做法：将鲜松菇去根、洗净、切块。兔肉洗净切块，入沸水中余汤后捞出，去血水，加入料酒、花椒、八角茴香、酱油、盐、姜块、葱段少许腌制。玉兰片洗净后切成象眼片，大蒜去皮、拍碎。将砂锅烧热，放入植物油，下姜块、葱段、大蒜，倒入骨头汤，加入玉兰片、腌制好的兔肉、松菇烧至沸腾后，再加入八角茴香、花椒、精盐、味精、酱油、米醋调味，盖上盖，小火焖至兔肉酥烂后再开盖，拣去八角茴香、花椒、姜块、葱段、大蒜后即可。

用法：佐食服用。

功效：补中益气，润肠通便。

放疗对患者营养的影响有哪些？

　　放疗是利用一种或多种电离辐射对恶性肿瘤及　些良性疾病进行的治疗。放疗过程中，放射线可以杀死肿瘤细胞，但对周围正常组织和细胞也会产生影响。大部分正常细胞通常会随着时间而恢复。放疗引起的副作用种类取决于治疗的身体部位、治疗区域的大小、放疗的种类和总剂量以及放疗次数。放疗期间毒副作用导致机体的耐受力下降，可出现消化道黏膜损害、吞咽咀嚼困难，放射性皮炎、黏膜炎、胃肠道不良作用等。出现食欲缺乏（厌食）、口腔或咽部溃疡、口干、牙齿、牙龈问题、味觉或嗅觉变化、恶心、呕吐、腹泻、便秘、无力、乏力、抑郁等。副作用通常在治疗开始的第二周或第三周出现。约在治疗进行到2/3时达到高峰。放疗结束后，大部分副作用会持续3～4周，或者更长时间。

在积极治疗肿瘤的同时，加强营养支持能维持器官功能，加强机体免疫能力，减少治疗的并发症和毒副作用的发生，从而起到增加抗肿瘤治疗效果、缩短住院时间的作用。

放疗时的营养注意事项有哪些？

① 少食多餐、选择易消化的食物。当出现消化道黏膜损害、吞咽咀嚼困难时需要改变食物的加工，开始服用半流质。接受放疗前至少1h尽量进食一点容易消化的食物，不要空腹接受治疗（除非另有医嘱）。若等待放疗的时间较长，可随身携带一些点心（如小份的水果、蛋糕、面包、肠内营养制剂等）在等待过程中食用。

② 确保大于2000ml的饮水或液体，其中蔬菜汁500ml左右。

③ 单纯靠服用半流质饮食，很难达到总能量的需求。吞咽困难的患者，可自制匀浆饮食（表1-6）。

表1-6　家庭匀浆饮食1000ml配方

配方	制作方法
黄豆（先泡）20g	制作方法：多种食物煮熟后，加水用机器捣碎
鸡蛋1～2个	
瘦肉或猪肝50g（猪肝每周食用1～2次）	营养价值：热量1044kcal、蛋白质48g、脂肪39g、碳水化合物159g
燕麦片或米饭20～40g、麦芽糊精50g	
胡萝卜200g、西红柿100g（或其他等量的蔬菜）	注意事项：1天做1次，冷藏保存，当天做当天用，不要过夜，加热到20～80℃即可，过热易凝固
全脂奶粉30g	
香油10ml、白糖30g、食盐6g	
温开水800ml	

④ 当消化道黏膜损害、吞咽咀嚼困难，胃肠道副作用更加严重时，需要更大力度地加强营养支持（表1-7）。目前营养支持的手段有肠外营养支持、肠内营养支持两种方式。当患者胃肠道功能正常时应该首选肠内营养支持。

表1-7　放疗副作用相关饮食

项目	放疗期间可能出现的饮食相关副作用	治疗后超过90天可能出现的饮食相关副作用
脑、脊柱	头痛、恶心、呕吐	头痛、疲倦
头或颈：舌、喉、扁桃体、唾液腺、鼻腔、咽部	口腔溃疡、吞咽困难或吞咽疼痛、味觉变化或味觉丢失、咽喉溃疡、口干、唾液浓稠	口干、下颌骨受损、牙关禁闭症、味觉和嗅觉改变
胸部：肺、食管、纵隔	吞咽困难、胃灼热、食欲缺乏、疲惫	食管狭窄、活动时胸部疼痛、心包积液、心包膜炎症反应、肺纤维化或有炎症反应
腹部：大肠或小肠、前列腺、宫颈、子宫、直肠	食欲缺乏、恶心、呕吐、腹泻、排气、胀气、乳制品耐受困难、排尿变化、疲惫	腹泻、血尿或膀胱刺激征

⑤ 肠内营养支持的优点是更符合人体生理需要、保护胃肠道屏障功能、价格上比肠外营养经济、实惠、使用方便。

⑥ 肿瘤放疗的饮食注意事项

a.头部肿瘤放疗宜食滋阴健脑、益智安神食物，如核桃、花生、绿茶、石榴、芒果、大枣、海带、猪脑等。

b.颈部肿瘤放疗宜选用清淡、低脂、无刺激、易咀嚼、易消化的温流质、半流质和软食，如新鲜蔬果榨汁、粥、面条、馄饨和软饭等；冷冻食品和酸性较低的饮品（苹果汁、桃汁和蜜桃汁）可减轻口腔溃疡；可用鼻咽清毒剂及双花二冬饮（金银花、天冬、麦冬）可减轻口腔黏膜反应。

c.胸部肿瘤放疗可食少渣低纤维食物，多饮茶水。

d.泌尿生殖系统肿瘤放疗宜食补肾养肝食物，如无花果、西瓜、苦瓜、向日葵子、牛奶、鸡蛋等。

推荐食谱

橄榄罗汉果

配料：橄榄30g，罗汉果1只。

做法：将橄榄、罗汉果洗净，放入锅中，加清水适量，煮沸即可。

用法：饮水吃果肉。

功效：适用于鼻咽癌、喉癌。

胡萝卜炖猪肝

配料： 胡萝卜250g，猪肝120g，生姜、精盐、猪油适量。

做法： 将胡萝卜洗净切片，加水煮熟，猪肝切片。将胡萝卜放入锅内，放入猪肝煮至熟时，再加入生姜、精盐、猪油调味即成。

用法： 佐餐食用。

功效： 益气生津，补肝养血，温中止呕。

藕汁炖鸡蛋

配料： 鸡蛋1个，藕汁30ml、冰糖少许。

做法： 将鸡蛋打匀后加入藕汁，拌匀，加冰糖蒸熟即成。

用法： 经常食用。

功效： 散瘀、止血、止痛。

口干患者怎么吃?

头颈部和颈部区域的放射治疗，某些化疗以及某些药物可引起口干。放疗导致大部分腺体受损。放疗后唾液流量会降低95%，也可能在5周内完全停止。口干的其他症状包括口臭、口腔疼痛、嘴角皲裂、口腔发红、起泡、口腔溃疡、舌头呈卵石状、进食干或辛辣食物困难、夜间会因口干而醒来、味觉降低、吞咽困难以及嘴唇干燥。口干可以使得进食非常困难，增加蛀牙和口腔感染的机会。吸烟、咀嚼烟草槟榔或喝酒，会使得口腔更加干燥（表1-8）。口干患者饮食建议如下。

（1）饮水　每天尽可能地多喝水，每天8～10杯水。外出时记得随时携带水瓶（大量饮水有助于唾液变稀）。限制含咖啡因饮料如咖啡、茶、巧克力和可乐等。避免使用商业化的漱口水、酒精或酸性饮料和烟草。啜饮苏打水以减轻唾液黏稠。

（2）合理膳食

① 合理的饮食调理非常重要：选择食物时，尽量以清淡为主，建议多选清凉甘润、生津养阴食品。限制过咸和辛辣食物。

② 一小口一小口咀嚼食物：吃软的、湿润的食物，如汤、肉汁、酸奶或冰淇淋。也可尝试水果和蔬菜、煮熟的鸡肉和鱼肉，以及精加工的谷类、冰棍、果汁和冰沙。避免食用容易粘在上颚上的食物，如花生酱或软面包。食物中加入肉汤、酸奶、牛奶和水以使其湿润；或将干的食物蘸上或浸入液体。

表1-8　口干时可食用和不可食用的食物

项目	可食用	可能出问题的食物
高蛋白	带汤的肉类、禽类、鱼汤类	干的肉干、禽类和鱼类
谷薯杂豆类	软馒头、花卷、面条、温粥、加奶的粥、肉汤、调味酱、肉汁和牛奶泡米饭	面包干、面包卷、炸酱面、大米、饼干、炸薯条
水果和蔬菜	富含水分的新鲜水果如橙子和桃子、新鲜蔬菜	香蕉、干的水果和蔬菜
饮料、甜点和其他食物	苏打水、含柠檬的热茶、水果汁、稀释果汁、运动饮料、液体肠内营养制剂、自制奶昔、沙冰	饼干、蛋糕、派

注：引自 Eldridge B, HamitonKK. Editors, Management of Nutrition Impact Symptoms in Cancer and Educational Handouts. Chicago, IL : American Dietetic Association, 2004.

③ 咀嚼不含糖的口香糖以刺激唾液分泌。液体肠内营养制剂可补充和保持口腔中的水分，使用方法需要咨询医生和营养师。

④ 多吃水果等生津食物，必要时可含草珊瑚含片、华素片、薄荷润喉片等。

⑤ 用白萝卜和梨煮水喝。白萝卜有健胃消食、化痰止咳、利尿解毒作用，梨有养阴清热，润肺止咳作用。特别是肿瘤患者放疗治疗过程中出现咽炎、放射性肺炎，食欲减退、大便干燥时饮用更好。

⑥ 使用加湿器来加湿房间空气，尤其是在夜间。

口干时的口腔护理

① 保持口腔清洁。经常用小苏打、盐漱口，保持口腔清洁，防止感染。餐前餐后用淡水或温和的漱口水（用1L水、1茶匙盐和1茶匙小苏打水制成，用前摇匀）漱口。

② 美国肿瘤协会为口干和口腔溃疡推荐的口腔清洁方法：1茶匙（5ml）苏打水+1茶匙（5ml）盐混入1L水中。

口腔溃疡患者怎么吃?

放疗患者可能有口腔溃疡或咽喉溃疡。这常是由某种化疗药物和头颈部放疗引起的。如果出现这些问题，要及时进行口腔护理。这时需要进食柔软的、清淡的食物以及微温的或凉爽的食物。粗糙的、干的或刺激的食物会加重已有的不适感（表1-9）。

表1-9 咽喉溃疡时的饮食忌宜

项目	推荐食用的食物	不推荐食用食物
高蛋白	柔软清淡的食物和谷类如烂的大米饭、碎的鸡肉、鸭肉、鱼肉、猪末肉、小肉丸子、浓稠的汤类、牛奶、豆浆、嫩的豆腐	辛辣及硬的食物，如大块的肉、带骨头的鸡肉和鸭肉、油炸的玉米饼等
谷薯杂豆类	面包或馒头用牛奶泡软、大米粥、婴儿米糊	饼干、硬的面包、油炸春卷、油条等
水果和蔬菜	柔软的不酸的水果和蔬菜（蔬菜最好用煮的）	酸的水果、辣椒、姜、蒜和生的蔬菜
饮料甜点和其他食物	非酸性果汁如苹果汁和梨汁、不含咖啡因的饮料、不含巧克力的蛋糕和饼干、冰激凌、果冻	酸的果汁、西红柿汁、含咖啡因的饮料、酒精、巧克力甜点、泡菜、食醋、薯条、椒盐饼干、爆米花

注：引自Eldridge B, HamitonKK. Editors, Management of Nutrition Impact Symptoms in Cancer and Educational Handouts. Chicago, IL：American Dietetic Association, 2004.

（1）咽喉疼痛时的饮食禁忌 避免酸的、咸的、腌制的及醋泡的食物，避免含西红柿的食物及一些罐装肉汤。避免质地坚硬的食物，如干吐司、咸的硬的饼干、馒头干、薯条、坚果及生水果和蔬菜。远离酒精、咖啡因和烟草。远离刺激性香料如辣椒粉、丁香、咖喱粉、辣椒酱、肉豆蔻和辣椒。

（2）咽喉疼痛时的饮食注意事项 食用柔软的食物如奶油浓汤、柔软的蛋糕、土豆泥、酸奶、蛋羹、燕麦粥和罐装的液体食物补充剂。将干的或坚硬的食物混入到汤汁和粥类混合食用。选择温和的凉爽的食物。过热的食物会引起不舒服。尝试冷的水果，可吸吮冰棒等。将食物打碎成匀浆更容易吞咽。

 口腔溃疡或咽喉疼痛时的口腔护理

定期用盐和苏打水溶液（1茶匙小苏打水、1茶匙盐溶于1L水中）清洗口腔，这样有助于预防感染并可帮助口腔溃疡好转。避免使用含酒精的漱口水（因为会引起灼热感）。

金银菊花饮

配料：金银花30g，菊花10g，蜂蜜250g。

做法：将金银花、菊花洗净，放入锅内，再加入清水，煎沸3min，取汁调入蜂蜜，拌匀。

用法：代茶饮。

功效：清热解毒。

银花鱼腥草猪肺汤

配料：鲜鱼腥草50g，金银花25g，杏仁10g，猪肺200g，精盐适量。

做法：将鱼腥草、金银花、杏仁放入布袋内扎紧口，猪肺切片，挤去泡沫洗净，一同放入锅中，加入清水，小火炖至熟，去药袋，加入精盐调味即成。

用法：代茶饮

功效：清热解毒，润肺止咳。

虫草金钱龟汤

配料：冬虫夏草6～10g，金钱龟肉250g，生姜3片，精盐适量。

做法：将冬虫夏草、金钱龟肉分别洗净后放入砂锅内，加生姜、清水，用武火煮沸，再用文火炖熟，加入精盐调味即成。

用法：佐餐食用。

功效：生津益气。

吞咽困难患者怎么吃？

放疗可能会造成吞咽困难，存在吞咽困难的患者比例高达11%～20%。这种症状可能造成误吸、营养不良、脱水、气道阻塞等不良后果。如果有吞咽方面的问题，需尝试食用软食或流质食物。如果无法摄入足够的常规食物以满足营养需求，可饮用高热量和高蛋白的液体。

（1）清流质饮食　米汤、软饮料、液体营养补充剂、西米露、面汤和各种清汤；将糊状食物调至易于吞咽的稠度，每次200ml，每天6～8餐；可以用红薯淀粉、面粉、玉米淀粉来增加流质食物的稠度；用婴儿米糊来配制很稠的食物；可将蔬菜加工成菜糊或蔬菜汁；如以上饮食还不能满足身体营养需要，请使用口服营养补充剂。

（2）浓流质饮食　脱脂乳、奶昔、酸奶奶昔、米糊。用料理机或搅拌机将食物加工成糊状后进食（表1-10）。

（3）饮食要点　保持口腔卫生。避免酸、咸的食物和饮料（如橙汁、柚子汁、橘子汁、酸橙汁）以及腌制食物。避免粗糙食物、新鲜水果和生的蔬菜。食物太烫或太凉都会引起不适，建议食用偏冷或者常温食物。限制酒精和咖啡因的摄入，尽量戒烟，因为这些可引起口腔干燥、喉咙干涩。避免食用辛辣刺激的调味料，如辣椒粉、咖喱、胡椒、生蒜等。吃流质饮食时使用吸管。将食物切成小块。建议食用松软、易食的食物，如土豆泥、酸奶、布丁、冰淇淋、粥、汤、婴儿米粉、面条以及液体的肠内营养制剂。

表1-10　吞咽困难时的饮食

种类	糊状浓流质饮食	软食
高蛋白	增稠的牛奶、不添加水果的酸奶、酸乳酪、嫩鸡蛋、嫩蛋羹，将畜肉类、禽肉类、鱼肉类打成糊（用搅拌机或料理机打碎）	奶、酸奶、芝士、酸乳酪、所有的蛋类、鱼肉、肉丸、肉饼
谷薯杂豆类	各种米糊、豆浆、红薯淀粉、玉米淀粉、土豆粉、婴儿米糊	软面包、泡软的饼干、面条、烂米饭
水果和蔬菜	水果和蔬菜去籽去皮，打成糊状	香蕉、软水果、菜糊
饮料、甜点和其他食物	增稠的果汁和果蜜、蜂蜜、浓奶昔、浓肉汤和浓汤、果汁	软的、不需要太多咀嚼的甜点、软蛋糕和饼干、果汁浆（将水果用搅拌机捣成糊状）

注：引自Eldridge B，HamitonKK. Editors，Management of Nutrition Impact Symptoms in Cancer and Educational Handouts.Chicago，IL：American Dietetic Association，2004.

推荐食谱

银耳燕窝粥

配料：银耳15g，燕窝5g，猪瘦肉60g，粳米60g。

做法：将银耳、燕窝浸泡洗净，猪瘦肉洗净切碎后放入锅内，粳米洗净，一同加入清水，煮成粥。

用法：做早餐或晚餐食用。

功效：补中养胃。

五味子蜜膏

配料：五味子5g，蜂蜜30g。
做法：将五味子、蜂蜜放入炖盅内，隔水炖1h即成。
用法：用开水稀释后饮服。
功效：益气生津。

雪羹汤

配料：荸荠100g，海蜇皮50g。
做法：将海蜇皮泡发洗净，切碎；荸荠洗净去皮，切成薄片。将海蜇皮、荸荠均放入锅内，加入清水，共煎成汤。
用法：可每日一剂，分3次服用。
功效：清热解毒。

三鲜蜜饯

配料：苹果1个，橘子半个，胡萝卜150g，蜂蜜、凉开水适量。
做法：将苹果、橘子、胡萝卜均洗净，放入榨汁机内榨取汁。将果汁加入蜂蜜、凉开水搅匀即成。
用法：饮用，可常饮。
功效：益气生津，健脾化滞。

五汁饮

配料：鲜芦根、鲜麦冬、鲜莲藕、荸荠、梨各适量、冰糖适量。
做法：将鲜芦根、鲜麦冬洗净，切碎；鲜莲藕去节，切碎；荸荠去皮；梨去皮、去核。将准备好的材料一起放入榨汁机内榨汁，再加入冰糖即成。
用法：冷饮或温饮。
功效：生津止渴。

银耳鸽蛋汤

配料：银耳（白木耳）15g，鸽蛋15只，鸡汤、火腿末、料酒、精盐、味精。

做法：将银耳用温水泡发后放入碗中，鸽蛋煮熟，然后将鸡汤烧开，放入料酒、精盐煮沸，再放入银耳、火腿末、鸽蛋、味精即成。

用法：佐餐食用。

功效：益气生津、消食下气。

康复期怎么吃？

① 保证蔬菜、水果，全谷类及豆类占到每餐餐盘的2/3。多选择深色的蔬果如深绿叶菜、西红柿、西兰花、芦笋、草莓、蓝莓、胡萝卜和哈密瓜等。

② 如果吃鱼、禽类、瘦猪肉、奶酪及其他动物性食物，应保证它们只占到餐盘的1/3或更少（尽可能避免吃加工肉如咸肉、香肠、火腿），并且尝试一周之内有几餐不吃肉，而用快炒蔬菜、豆腐或鸡蛋代替。

③ 避免含糖饮料，限制高能量密度的食物（如甜点心、甜食、腊肠、肥肉、油炸食品）。

④ 限制摄入红肉（如猪肉、牛肉及羊肉），每日红肉摄入量最好不超过80g，避免加工肉类（火腿、香肠、腊肉）。

⑤ 限制过咸及盐加工食品的摄入（如咸菜、泡菜、咸肉）。为了减少盐的摄入，可以加入一些调味料如西红柿酱、葱、姜、大蒜、洋葱、香菜、青椒、柠檬及醋、低钠酱油、低钠盐等来增加食物的风味，同时也能增加一些有防癌作用的植物化学物。

⑥ 戒烟酒。

⑦ 不要依赖保健品抗癌。

康复初期怎么吃？

① 保证营养的供给，防止营养不良及其引起的恶性循环的发生。

② 制订饮食计划，无论在什么情况下（食欲减退、恶心等），都要有计划地、保质保量地摄入营养。

③ 把饮食当做治疗疾病的主要手段之一。一般来说，如果患者把各种治疗视为解除自身疾患的手段，所以在接受治疗时，不管忍受多大的痛苦，都比较乐意。如果患者能把进食也作为一种治疗，把食物当做"药物"，就会克服许多原因造成的不想进食和食量的减少。

④ 少量多餐和必要的加餐是保证营养的好办法。

⑤ 进食前避免精神刺激和情绪波动。

⑥ 吃饭的环境要令人愉快，尽可能和大家一起就餐。

在此期间，除了注意合理营养、平衡膳食以保证各种营养素的供给外，还应多选择具有提高免疫功能、防癌、抗癌作用的食品，如白薯、大豆制品、薏苡仁、芹菜、大蒜、胡萝卜、芦笋、西红柿、无花果、猕猴桃、葫芦、山楂、香菇、蘑菇、银耳等。同时要少吃腌、熏、炸、烤等含有致癌物的食品，不吃霉变食品。

 康复初期应重点关注的营养状况指标

① 体重：应大于理想体重的90%［理想体重（kg）＝身高（cm）－105］。

② 白蛋白（＞35g/L）。

③ 血红蛋白（男≥120g/L，女≥110g/L）。

在康复初期，患者要时时关注自己的营养状况指标，经过一段时间的调养，如果患者的身体基本恢复，各项营养指标恢复正常，此时则进入康复后期。这一阶段抗肿瘤转移和复发，以及防止新发肿瘤成为患者应该关注的重点。

康复后期怎么吃？

饮食营养因素与肿瘤发生的关系表现在两个方面：①饮食不当、营养失调可诱发肿瘤；②合理的饮食营养可以阻止肿瘤的发生。如能在生活中把握好这两个环节，就能起到很好的预防肿瘤的作用。

合理营养对于维持正常健康、防病、治病是非常重要的。无论任何人（正常人或各种患者）都需要合理的营养。膳食中哪一种营养素都不能少，并且要求量要足，各营养素之间的比例还得适当。但遗憾的是没有一种食物能满足所有营养素的需要，这就要求在选择食物品种时应合理搭配。合理的平衡膳食应符合以下要求：要具备各种营养素；要有足够的热能来保证生命活动消耗的需要；要有适当量的蛋白质供机体组织修复、更新需要，维持正常的生理功能；要有充足的矿物质参与构成机体组织和调节生理生化功能；要有丰富的维生素保证有关生命活动的正常进行；要有适量的纤维素帮助肠道蠕动和正常排泄，减少有害物质在体内的存留；要有足够的水分维持各种生理生化功能的正常进行。

黄芪鱼片粥

材料：黄芪150g，薏苡仁150g，草鱼150g，大米150～250g，葱、姜、盐、味精各适量。

做法：草鱼宰杀、洗净，鱼肉切成片，葱姜切成丝；黄芪、薏苡仁煮水取汁后，加入大米一起煮粥，快熟时加入鱼片，放入适量的姜丝、葱丝、味精、盐。

功效：补中益气，健脾和胃。适用于术后体虚的患者。

胡萝卜炖肉片

材料：胡萝卜350g，猪瘦肉150g，精制植物油、精盐、葱花、酱油、味精。

做法：将胡萝卜洗净，切成薄片；猪肉洗净，切成薄片，放入碗中加盐、葱花拌匀。将胡萝卜放于锅中炒至八成熟，盛入碗中。再将肉片炒熟，加清汤少许，再加入已炒好的胡萝卜片翻炒3min，盖上锅盖，焖7～8min，最后加入酱油、味精、盐。

功效：补中益气，润燥生津。适用于免疫功能低下者。

猴头菇炖土鸡

材料：猴头菇150g，土鸡肉250g，葱段、姜丝、盐、酱油、味精各适量。

做法：先将猴头菇放入清水中浸泡1h，泡软后切成薄片；鸡肉洗净后切片。将葱段、姜丝爆香，放入鸡肉翻炒片刻，加清水小火煨煮至鸡肉将烂时，放入猴头菇片，继续煨炖半小时，加盐、酱油、味精等佐料即可。

功效：滋阴养胃，补中益气，解毒抗癌。

进展期肿瘤患者（包括晚期）怎样吃？

进展期肿瘤患者（包括晚期）常伴随食欲差、疼痛、早期饱腹感、味觉改变、便秘等。应积极对症治疗，如改善食欲的药、镇痛药、消化酶、泻药等。

这一阶段膳食应能满足机体基本需要、维持体力、减轻进食相关的副作用。虽然好的营养支持不能治愈肿瘤但是可以提高自身感觉、增加抵抗力减少感染、提高生活质量。

对进展期患者的饮食建议如下。

① 手边常备一些营养丰富的食物和饮料，当感觉好并胃口好时争取多吃一些。

② 少食多餐，1～2h可以吃一次，每次量不要太大。

③ 多选高热量、高蛋白的食物，如鸡蛋、酸奶、豆腐、饼干，限制脂肪的摄入。

④ 避免吃饭时喝汤（除非嘴干或需要帮助吞咽）。

⑤ 避免炒菜时的油烟味，避免有刺激性味道的食物。

⑥ 尽量营造舒适的就餐环境。

⑦ 维持目前的体重，但是如果已经发生体重丢失也不要有压力。

⑧ 经常饮足够的液体将有助于保持胃肠功能的正常，如果便秘，尤其在服用一些镇痛药时发生，可以要求医生同时开一些通便药。

⑨ 如果有吞咽困难或虚弱无力，可以选用软食或液体食物，同时咨询医生或营养师，他们可以帮助正确的选择营养补充剂，全营养素制剂在食物摄入不足的情况下可能对改善营养有帮助，尤其在不想吃饭的情况下。

⑩ 正确服用药物，有问题随时请教医生，一些药物剂量和时间上简单的调整也许可解决进食方面的问题。

⑪ 不推荐常规的营养支持，鼓励患者经口进食，但如果口服摄入严重不足，肠内外营养支持至少可以延缓患者体重丢失，提高生活质量。

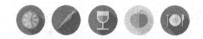

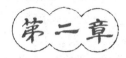

肿瘤患者治疗调理常见饮食

住院总会听护士讲"吃普食"，什么是普食？

所谓普食，就是和健康人平时饮食内容基本相同的膳食。它必须营养充足，各种营养成分都能满足肿瘤患者的需求，能使患者达到营养平衡，同时其色、香、味、形需多样化，美味可口。还需考虑患者的特点，尽量少用不易消化且具有刺激性和容易胀气的，过分油腻的食物，如干豆类及过于辛辣和气味过于浓烈的调味品等。

哪些肿瘤患者可以吃普食？

凡是体温正常，咀嚼功能良好，消化能力无障碍，在治疗过程中既无特殊膳食要求又无膳食限制的肿瘤患者，均可吃普食。

怎么配普食？

① 品种多样化运用科学的烹调方法，做到色、香、味、形俱全，以增进食欲并促进消化。

② 应少用一些较难消化的食物、具有刺激性的食物及易胀气的食物，如油炸食物、过多油腻食物、过于辛辣及气味浓烈的调味品。

③ 合理分配早餐25% ~ 30%，午餐40%，晚餐30% ~ 35%。

普食的营养分配原则是什么？

① 能量：每日所需能量，为2200 ~ 2600kcal/d。

② 蛋白质：供给量70～90g/d，占总能量的12%～14%，优质蛋白质应占蛋白质总量的50%以上，其中有一部分应为大豆蛋白。鱼、禽、肉、蛋等动物性食物是蛋白质的主要来源，推荐每天畜禽肉类及鱼虾蟹贝类各摄入40～75g；每天1个鸡蛋（相当于50g左右），吃鸡蛋不能弃蛋黄，蛋黄有丰富的营养成分，如胆碱、卵磷脂、胆固醇、维生素A、叶黄素、锌、B族维生素。

③ 脂肪：占总能量的20%～25%，不超过30%，全天脂肪总量宜在60～70g，包括主、副食中含有的脂肪，以及20g左右的烹调用油。推荐成人每天摄入烹调用油不超过25～30g、食盐摄入量不超过6g。

④ 碳水化合物：占总能量的60%～65%，每日供给量为350～450g，包括米面等粮食类。谷薯类食物是膳食能量的主要来源（碳水化合物提供总能量的50%～65%）。成年人每人每天应当摄入谷、薯、杂豆类在250～400g，其中全谷物在50～150g（包括杂豆类）、新鲜薯类50～100g。

⑤ 维生素：每天供给维生素A最好保持在750μg左右，其中1/3最好来源于动物食品。不宜全部由植物性食品供给，因为植物性食物中，胡萝卜素利用率为50%。每天供给维生素B₁ 1.2～1.5mg、维生素B₂ 1.2～1.5mg、烟酸12～15mg、维生素C 60mg、维生素D 5μg。维生素的食物来源见表2-1。推荐每人每天蔬菜的摄入量应在300～500g、水果在200～350g。深色蔬菜占总体蔬菜摄入量的1/2以上（深色蔬菜是指深绿色、深黄色、紫色、红色等有色的蔬菜）。

⑥ 轻体力活动的成年人每天至少饮水1500～1700ml（约7～8杯）。

表2-1　维生素的食物来源

名称	食物来源
维生素A及胡萝卜素	鱼肝油、动物内脏、蛋黄、胡萝卜、绿叶蔬菜、南瓜、木瓜、紫菜、腌雪里红、甜薯、豌豆苗、辣椒、芒果、杏子、茶叶、苜蓿、茼蒿
维生素B₁	糙米、标准面、大米、小米、玉米、干豆类、新鲜毛豆、豌豆、紫菜、干酵母、枸杞子
维生素B₂	动物内脏、甲鱼、蛋类、乳类、干豆类、豆豉、香菇、黑木耳、紫菜、海带、苜蓿、茼蒿
维生素C	绿叶蔬菜、豌豆苗、绿豆芽、青蒜、辣椒、鲜枣、山楂、广柑、荠菜、苋菜、橄榄、柚子

普食食谱举例 🍜

> **早餐：** 牛奶200ml，花卷150g，煮鸡蛋一个，凉拌黄瓜豆腐丝（黄瓜100g，干豆腐45g）。
>
> **加餐：** 猕猴桃100g。
>
> **午餐：** 米饭（大米120g），红烧鱼（青鱼90g），烩菠菜（200g）。
>
> **加餐：** 橙子100g。
>
> **晚餐：** 米饭（大米120g），香菇青菜（青菜200g，香菇15g）青椒炒肉片（青椒100g，瘦猪肉60g）。
>
> 一日三餐所含营养成分：总能量2209kcal，脂肪60g，碳水化合物324g，蛋白质92.6g。

什么是软食？

软食是一种质软，容易咀嚼和吞咽，比普食易消化的膳食，是由半流质向普食过渡或是从普食向半流质过渡的中间膳食。软食应首先满足患者的营养需求，使患者达到营养平衡。软食烹调加工要适当，使之清淡易消化。

哪些肿瘤患者可以吃软食？

软食适用于轻度发热、牙齿咀嚼不便、不能进食、有消化道疾病，已有消化不良的人、术后恢复或老年肿瘤患者。

怎么配软食？

① 软食应细软、易咀嚼消化，少用含膳食纤维和动物肌纤维多的食物，或切碎煮烂后食用。

② 能量每日1800 ~ 2200kcal，蛋白质每日70 ~ 80g。

③ 注意补充维生素和矿物质：由于软食中的蔬菜和肉类均需切碎、煮烂，导致维生素和矿物质损失比较多，因此应多补充果蔬汁如菜汁、苹果泥等以保证足够的维生素和矿物质。

④ 应特别注意不应选用油炸及过分油腻的食品、含纤维素较多的蔬菜，如芹菜、韭菜、空心菜、蚕豆、生萝卜、糙米、全麦面制品、干豆类以及辛辣气味浓烈的调味品，如辣椒、咖喱粉和芥末等。

软食可选的食物有哪些?

软食可选用的食物见表2-2。

表2-2　软食可选用的食物

粮食类	烂饭、馒头、包子、饺子、各种蒸食、面条、馄饨和各种粥类
肉类	纤维含量少的肌肉、比较细嫩的瘦肉类,要切碎制软或制成肉丸、肉饼和肉末等,含肌纤维较短的鱼类、禽类可制成红烧鱼、清蒸鱼、鱼片和烩鸡丝等
蛋类	制作时可用炒、煮或蒸等方法,应尽量避免高温的油煎炸
蔬菜类	要选用粗纤维较小的蔬菜,如胡萝卜、南瓜、冬瓜、芋艿、和土豆等
豆类	可制作成豆浆、豆腐和豆腐丝等
水果	可选用加工过的水果制品,如去皮煮水果、罐头水果、熟香蕉、果汁等

软食食谱举例

早餐:大米稀饭(米50g)、蒸蛋羹(鸡蛋50g)、豆沙包(面粉50g,豆沙25g)。

加餐:煮苹果水250ml。

午餐:蒸烂饭(米150g)、青菜肉丸(猪肉150g、青菜100g)、西红柿豆腐汤(西红柿50g、豆腐100g)。

加餐:西红柿汁150ml。

晚餐:猪肝白菜面条(猪肝50g、白菜100g、面粉100g)。

加餐:牛奶150ml。

一日三餐所含营养成分:总热能2068kcal,脂肪64g,碳水化合物285g,蛋白质88.3g。

什么是半流质膳食?

半流质膳食介于软食与流质膳食之间,质地较稀,外观成半流体状态,比软食更易于咀嚼和消化。

哪些肿瘤患者可以吃半流质膳食?

发热、有腹泻、消化不良等胃肠消化道疾患、外科手术后、咀嚼或吞咽困难和消化功能欠佳的肿瘤患者。

怎么配半流质膳食？

① 膳食必须比较稀软，含膳食纤维少，易于咀嚼、吞咽和消化。

② 能量每日1500 ~ 1800kcal。

③ 进食半流质膳食时宜少量多餐，每天可进餐5 ~ 6次。

④ 应特别注意使营养成分尽量齐全足量，品种多样化以维持营养平衡。若患者需要长时间食用半流质膳食，更应注意使之含有高热能、高蛋白和丰富的维生素。

半流质膳食可选的食物有哪些？

半流质膳食可选的食物见表2-3。

表2-3　半流质膳食可选的食物

粮食类	各种粥类：大米粥、肉末粥，虾仁末碎菜粥、碎鸡肉粥、豆沙粥和枣泥粥
面食类	面条、面片、馄饨、面包、蜂糕和松软的蒸食等
蛋类	蒸蛋羹、蛋花汤、蒸嫩鸡蛋和蛋糕等
奶类	牛奶、奶酪、酸奶
豆类	豆浆、豆腐汤、鸡蛋烩豆腐等
水果类	鲜果汁、果泥、西瓜和熟香蕉等、去皮煮水果
蔬菜类	菜汤、菜泥和西红柿汁等，亦可将少量软碎叶加入汤面和粥中食用
肉类	各种肉汤、鸡汤、肝汤、嫩肉丝、熟鸡丝或丸等

半流质食谱举例

早餐：稀饭（米饭50g）、蒸嫩鸡蛋一个、高钙牛奶200ml、花卷30g。

加餐：赤小豆汤（赤小豆25g、糖15g、藕粉10g）。

午餐：西红柿猪肝面条（面粉100g、猪肝50g、西红柿50g）。

加餐：甜豆浆250ml、蛋糕一块（20g）。

晚餐：粥（米100g）、肉丸青菜（猪肉75g、青菜100g）。

加餐：牛奶150ml。

一日三餐所含营养成分：总热量1809g，脂肪51.7kcal，碳水化合物271g，蛋白质70g。

维生素不足可适当通过口服或注射维生素制剂来补足。

哪些肿瘤患者可以吃少渣半流质膳食？

适用于胃肠手术后的肿瘤患者。

怎么配少渣半流质膳食？

严格限制膳食中的纤维，除过滤的菜汤、果汁和果汤外，不用其他蔬菜和水果类食物。

少渣半流质膳食可选的食物有哪些？

可选的食物有：细粥类、蒸嫩蛋羹、粉皮、冬瓜泥、南瓜泥、西红柿羹、清蒸鱼、豆腐、鸡肉泥、肝泥、豆腐花、牛奶和虾仁等。少渣半流质饮食中所含维生素可能不能满足患者的需求，必要时增加营养素补充剂。

少渣半流质食谱举例

> **早餐**：大米粥、蜂糕、蒸鸡蛋、豆腐花。
> **加餐**：牛奶。
> **午餐**：牛肉汤面条、蒸鸡蛋羹加西红柿汁、果汁加糖、蛋糕。
> **加餐**：果汁加糖、蛋糕。
> **晚餐**：鸡肉粥、面包、过滤菜汤。

什么是流质膳食？

流质膳食是极易消化、含渣很少、呈流体状态或在口内即能融化为液体，比半流质膳食更易吞咽和消化。流质膳食所提供的各种营养成分一般不能满足患者的正常需要，只能在短期食用，若需较长时间食用时，要增加膳食中的热能、蛋白质、各种维生素和无机盐等。

医院常用的流质膳食一般分5种，即普通流质、浓流质、清流质、冷流质和不胀气流质（忌甜流质）。

哪些肿瘤患者可以吃流质膳食？

适用于高热、病情危重、无力咀嚼、消化功能减弱、食管狭窄和各种大手术前准备及术后的肿瘤患者。由静脉营养过渡到经口流质或半流质膳食之前，可先采用清流质膳食。

怎么配流质膳食？

流质膳食属于不平衡膳食，其所含有的营养素不均衡、能量供给不足，平均每日提供能量仅800～1600kcal。只能短期或过渡期应用，长期应用会导致营养不良，必须增加能量、蛋白质等的摄入量，可以添加肠内营养制剂。

① 少量多餐，每餐液体量以200～250ml为宜，每天进食6～8餐。

② 选择不含刺激性食物及调味品。

流质膳食可选的食物有哪些？

① 可选的粮食类：各种米汤、麦片粥、藕粉，去壳过筛赤小豆汤或绿豆汤等。

② 蛋类：糖水或蜂蜜冲鸡蛋、豆浆冲鸡蛋、牛奶蛋羹等。

③ 奶类：牛奶及各种奶制品，如可可牛奶、麦乳精牛奶、巧克力牛奶、酸牛奶等。

④ 豆类：豆浆、豆腐脑、嫩豆腐等。

⑤ 蔬菜类：西红柿汁、鲜藕汁等。

⑥ 水果类：鲜果汁（梅、橙、西瓜、梨、葡萄等原汁）、果汁胶冻等。

⑦ 冷流质：冷牛奶、冷米汤、冷豆浆、冷蛋羹、冷藕粉、冰淇淋、冰棒、冷果汁、冷果汁胶冻等。

流质食谱举例

早餐：浓米汤加糖（浓米汤150ml，红糖30g）。

加餐：牛奶加糖（牛奶200ml，白糖20g）。

午餐：蒸蛋羹（鸡蛋100g，香油5g，盐1g）。

加餐：藕粉加糖（藕粉50g，白糖25g）。

晚餐：烂肉豆腐脑（肉泥30g，豆腐脑150g，花生油5g，盐5g）。

加餐：冲藕粉（藕粉50g，白糖20g）。

能量1136.2kcal，蛋白质28.7g，脂肪28.2g，碳水化合物191.9g。

什么是清流质膳食？

清流质是一种限制较严的流质膳食，膳食中不含产气食物，在结肠中残留的残渣应最少，故比一般流质膳食更为清淡。使用清流质膳食可提供部分液体和电解质以及少量热能，可防止患者脱水。

哪些肿瘤患者可以吃清流质膳食？

腹部手术后，由静脉营养过渡到食用流质或半流质之前；用于准备肠道手术或钡灌肠之前；作为急性腹泻的初步口服食物以液体及电解质为主，仅可作为严重衰弱患者的逐步口服营养。

怎么配清流质膳食？

不用牛奶、豆浆及一切可至胀气的食品；每餐进食量不宜过多，清流质膳食所提供的营养成分较少，只能在极短期内食用。

清流质膳食可选的食物有哪些？

可选用的食物有米汤、稀藕粉、杏仁露、去油肉汤、少油过滤菜汤、过滤果汁、果汁冻、淡茶等。

清流质膳食举例

第一次：米汤（米汤150ml，红糖10g）。

第二次：萝卜汁（萝卜200g，盐1g）。

第三次：冲米粉（米粉15g，白糖10g）。

第四次：苹果汁（苹果200g，盐1g）。

第五次：稀藕粉（藕粉20g，白糖10g）。

第六次：杏仁露（杏仁露100ml，鸡蛋清50g，盐1g）。

清流质膳食，每2～3h 1次。

能量为265.3kcal，蛋白质6.8g，脂肪0.5g，碳水化合物58.4g。

什么是高热量高蛋白膳食?

此类膳食的能量及蛋白质均高于正常膳食标准，能量供给35～50kcal（kg·d），一般每日热量增加300～500kcal，总能量在2000～3000kcal/d间；蛋白质供给为每千克理想体重1.2～2.0g，每日100～120g，蛋白质占总能量20%，其中优质蛋白质占50%以上。

哪些肿瘤患者可以吃高热量高蛋白膳食?

严重营养缺乏的患者或手术前后的患者，处于分解代谢亢进状态的患者，神经性厌食的肿瘤患者。

老年人，胃肠功能差和营养不良病程较长的患者，应循序渐进增加蛋白质，并注意观察肾功能。长期禁食、食管疾病、神经性厌食、儿科疾病等患者，因长期处于饥饿或半饥饿状态，不宜立即供给高蛋白饮食，应从低蛋白流质开始，每次200～300ml。

怎么配高热量高蛋白膳食?

（1）尽可能增加进食量　食欲佳的患者主要通过增加主食量和调整膳食内容来增加能量和蛋白质的供给。增加摄入量应循序渐进、少量多餐，避免造成胃肠功能的紊乱。除三餐外，可分别在上午、下午或晚上加2～3餐点心；可在正餐中增加蛋、肉、奶等优质蛋白质丰富的食物，其中由蛋、奶、鱼、肉等提供的优质蛋白质占1/2～2/3，热能与氮的摄入量平均应为（100～150kcal）：1g，对于食欲差的患者可用高能量、高蛋白的肠内营养剂。

（2）膳食要平衡。应有足量的碳水化合物5%～60%（400～500g/d）、蛋白质、适量的脂肪25%～30%（60～80g/d）同时由于膳食中蛋白质的摄入量增加，尿钙排出增加，易出现负钙平衡，故应及时补钙，可选用富含钙质的乳类和豆类食物。适宜补充维生素A，因为营养不良者一般肝脏中的维生素A储存量下降，与能量代谢关系密切的维生素B_1、维生素B_2、烟酸供给也应充足，贫血者还应补充富含维生素C、铁、叶酸、维生素B_{12}的食物。食谱举例见表2-10。

高热量高蛋白膳食谱举例

早餐：大米粥（大米50g）、肉包子（面粉70g/鲜肉糜30g）、豆浆（豆浆300ml、糖20g）、肉松（20g）、煮鸡蛋一个。

加餐：纯牛奶250ml、苹果125g。

午餐：米饭（大米150g）、红烧青鱼（青鱼150g）、香菇菜心（香菇20g、青菜100g）、凉拌黄瓜（100g）。

加餐：藕粉（藕粉20g、糖25g）。

晚餐：米饭（大米150g）、香菇蒸鸡（干香菇20g，鸡块100g）、豆腐干炒西红柿（豆腐干50g、西红柿150g）、冬瓜汤（冬瓜100g）。

加餐：纯牛奶200ml。

一日三餐所含营养成分：总热能2682kcal，脂肪54.6g，碳水化合物427g，蛋白质120.5g。

什么是低蛋白质膳食？

蛋白质和氨基酸在肝脏分解产生的含氮代谢产物需要经肾脏排除体外，肝、肾等代谢器官功能下降时，出现排泄障碍，代谢废物在体内堆积会损伤机体，应限制膳食中蛋白质含量，此种膳食较正常膳食中蛋白质含量低，目的是尽量减少体内含氮代谢产物，减轻肝、肾负担。以较低水平蛋白质摄入量维持机体接近正常生理功能的运行。

哪些肿瘤患者适合吃低蛋白质膳食？

肿瘤患者伴有急性肾炎、急慢性肾功能不全、慢性肾功能衰竭、尿毒症、肝性脑病或肝性脑病前期患者，或在肿瘤治疗过程中出现的急慢性肾功能不全的患者。

怎么配低蛋白质膳食？

① 能量供应必须充足，以节约蛋白质消耗并减少机体组织分解。若进食量难以满足需要时，则需要肠内或肠外营养补充。

② 优质蛋白质应占50%，约为20g（来源于肉蛋奶类）。

③ 其余由非优质蛋白质提供（淀粉、主食、蔬菜、水果）。

④ 注意烹调方法，在食品制备方面除注意色、香、味、形外还要多样化，以促进食欲。

低蛋白质膳食可选的食物有哪些？

应根据病情随时调整蛋白质供应量，每日供给蛋白质0.6～0.8g/kg，摄入总量一般不超过40g。在蛋白质限量范围内要设法供给适当量的含优质蛋白质较多的食品，如蛋、乳、瘦肉类等，目的是增加必需氨基酸量，避免负氮平衡。宜用食物：蔬菜类、水果类、糖、植物油以及麦淀粉、藕粉、马铃薯、芋头等低蛋白的淀粉类食物。谷类食物含蛋白质6%～11%，且为非优质蛋白质，根据蛋白质的摄入量标准应适当限量使用。必要时应辅助麦淀粉饮食。长期服用低蛋白膳食应更加注意。

无机盐和维生素，一般应供给充足。

应根据病情随时调整限制蛋白质供给量，病情好转后需逐渐增加摄入量，否则不利于疾病康复。

什么是低脂低胆固醇膳食？

其特点是控制总能量，减少饱和脂肪酸、多不饱和脂肪酸和胆固醇的摄入、同时适量增加单不饱和脂肪酸的摄入。

高脂肪饮食可致乳腺癌、肠癌、前列腺癌发病率增高。摄入脂肪过多可刺激胆汁分泌增多，同时还使大肠内厌氧菌数量增加，需氧菌数量减少。胆汁进入肠内被厌氧菌转化为胆酸、中性胆固醇及其分解代谢产物等，而这些物质均具有引起癌变的作用，多数相关研究和病例对照研究显示，膳食脂肪与大肠癌的发生率和病死率之间存在正相关，故控制膳食中脂肪的摄入总量和饱和脂肪酸摄入量可改善脂肪代谢和吸收不良，从而延缓肿瘤患者的疾病进程。根据患者病情不同脂肪摄入的控制量也有所不同。可分为一般限制、中等限制和严格限制。其中饱和脂肪酸占总能量小于10%。在低脂膳食基础上控制每日膳食中胆固醇含量300mg以下。

哪些肿瘤患者需要吃低脂低胆固醇膳食？

高胆固醇血症、高脂血症及冠心病，高血压病、动脉粥样硬化、肥胖症、胆结石、肝硬化及脂肪肝致肝癌、胆囊癌、胰腺癌等。

怎么配低脂低胆固醇膳食？

① 限制含脂肪高的食物和烹调油，食物配制宜清淡，烹调方式以蒸、煮、炖、烩、拌为主。

② 一般限制为脂肪占总能量25%（小于50g）；中度限制为脂肪占总能量＜20%（30g）；严格限制为极少量脂肪，全日小于15g，一般不用烹调油。

③ 膳食胆固醇应限制在300mg/d以下。在限制胆固醇又要保证充足蛋白质摄入时，可用大豆等优质植物蛋白代替部分动物性蛋白质。

④ 烹调用油多选用茶油、橄榄油等单不饱和脂肪酸含量丰富的油脂，有助于调节血脂。

⑤ 多用香菇、黑木耳、海带、豆制品、橄榄菜等有助于调节血脂的食物；适当增加膳食纤维的含量，有利于降低血胆固醇。

⑥ 禁用油炸、油煎食物。

低脂低胆固醇膳食可选的食物有哪些？

（1）适宜食物　包含大米、玉米、小米、面制品的各种谷类，以粗粮为主、豆腐、豆浆、豆制品、脱脂奶、低脂奶、酸奶、鱼、虾、海参、去皮禽肉、瘦肉、蛋类（蛋清不限，蛋黄每周最多3个）以及各种绿叶蔬菜水果，如海带、芹菜、茄子、黑木耳、菌菇等。植物油（在限量之内使用）、坚果（在限量之内使用）。

（2）忌（少）用食物　奶油、猪油、肥禽、肥肉、全脂奶粉、烤鸭、油酥点心、重油糕点、巧克力、花生、核桃、油炸食品（油条或油饼等）、全脂奶、肥猪肉等高脂肪食物、冰淇淋、巧克力、奶油蛋糕等高能量食物以及蟹黄、脑、肾等动物内脏和鱿鱼等高胆固醇食物及辣椒、芥末、咖喱、浓咖啡、胡椒等刺激性调味品。

低脂低胆固醇食谱举例

早餐：小米粥（小米30g）、全麦面包（50g）、低脂牛奶（250ml）。

加餐：甜豆浆300ml。

午餐：米饭（大米125g）、清蒸鲈鱼（鲈鱼150g）、木耳青菜（黑木耳5g、青菜100g）、蒜泥拌海带丝（大蒜头10g、海带丝100g）。

加餐：香蕉100g。

晚餐：米饭（大米125g）、肉末豆腐（瘦猪肉50g，豆腐150g）、胡萝卜西兰花（胡萝卜30g，西兰花100g）、西红柿冬瓜汤（西红柿50g，冬瓜100g）。

一日三餐所含营养成分：总能量1835kcal，脂肪43g，碳水化合物289g，蛋白质73g，胆固醇257.6mg。

什么是少渣膳食？

少渣膳食（低纤维膳食）是一种膳食纤维和结缔组织含量较少，易于消化的膳食。需要限制膳食中的粗纤维，包括植物纤维、肌肉和结缔组织，其目的是减少膳食纤维对消化道的刺激和造成梗阻的可能，减少肠道蠕动，减少粪便的数量。

哪些肿瘤患者可以吃少渣膳食？

各种急性肠炎、肠道手术前后、消化道少量出血、肠道肿瘤、肛门肿瘤术后恢复患者、肠道或食管管腔狭窄等。

怎么配少渣膳食？

① 尽量少选用含纤维多的食物如粗粮、蔬菜、水果、整粒的豆子等以减少对炎症病灶的刺激及肠蠕动。

② 加工食物时应将食物切碎煮烂，蔬菜去粗纤维后制成泥状，使之易于消化吸收。

③ 应少量多餐。

④ 脂肪含量不宜过多，腹泻患者对脂肪的消化、吸收能力减弱，易导致脂肪泻，故应控制膳食脂肪摄入量。

⑤ 长期缺乏膳食纤维易导致便秘、痔疮、肠憩室寄结肠肿瘤等，也易导致高脂血症、动脉粥样硬化和糖尿病等，故不宜长期应用少渣膳食，待病情好转应及时调整。

少渣膳食可选的食物有哪些？

（1）适宜的食物

谷类：精制面粉所制成的粥类、烂饭、面包、馒头、软面条、面片等。

乳类：鲜奶、酸奶、奶酪等奶制品，牛奶的用量还要以患者的耐受力而定。

蛋类：除用油煎炸外，其他烹调方法均可采用。

肉类：可选用结缔组织少的嫩瘦肉，如鸡、鱼、虾、猪、牛肉制成肉丸、蒸肉饼等。

豆类：豆浆、豆腐等。

水果：果汁、果冻、果泥或去皮煮熟的苹果、桃等。

蔬菜：菜叶、菜泥、含纤维素少的蔬菜可制成软烂的菜肴，如去皮胡萝卜、南瓜、去皮冬瓜、去皮籽西红柿、西葫芦、土豆、粉皮、藕粉等。

（2）忌用食物　粗粮、玉米、糙米、油炸食品、整粒的豆子、坚果、多纤维的蔬果如芹菜、韭菜、笋类、菠萝、产气的葱头、萝卜、大块的肉、油炸食物等刺激性强的调味品如辣椒、胡椒、芥末等。

什么是高膳食纤维膳食？

高纤维膳食的目的在于增加粪便体积及含水量、刺激肠蠕动、降低肠腔内的压力，促进粪便中胆汁酸和肠道有害物质的排出，同时膳食纤维摄入量大与大肠癌之间呈明显的剂量依赖性负相关。

哪些肿瘤患者可以吃高膳食纤维膳食？

无张力便秘肿瘤患者。

怎么配高膳食纤维膳食？

在普食基础上，多选择富含膳食纤维的食物。一日膳食中的膳食纤维总量不低于30g。

高膳食纤维膳食可选的食物有哪些？

粗粮：糙米、玉米、小米、玉米粉、黑米、全麦面包、各种杂豆、细糠麸等。

蔬菜：可选用含食物纤维多的如芹菜、韭菜、笋类、香菇、海带、魔芋、绿豆芽、油菜、小白菜、大白菜、萝卜等。

水果：水果富含果酸及有机酸，有利于通便，可每日食用苹果、橘子等水果。

专家提示 吃高膳食纤维膳食的注意事项

① 多饮水，每日应饮水6～8杯，2000ml/d以上。空腹可饮用淡盐水或温开水，以刺激肠道蠕动。

② 如在膳食中增加膳食纤维有困难，也可在条件许可下采用膳食纤维制品。

③ 不宜食过于精细的食品、辛辣刺激的食物。

④ 长期过多食用膳食纤维可能产生腹泻，并增加胃肠道胀气；影响食物中如钙、镁、铁、锌及一些维生素的吸收和利用。

什么是限碳水化合物膳食？

是一种限制碳水化合物类型及含量的膳食，以达到预防或治疗倾倒综合征的目的。

哪些肿瘤患者可以吃限碳水化合物膳食？

胃癌部分切除手术或幽门括约肌手术后的患者。

怎么配限碳水化合物膳食？

膳食原则为低碳水化合物、高蛋白质、中等脂肪量。糖类应以多糖类复合糖类为主，如纤维丰富的蔬菜、豆类、低GI的水果及全谷类食物，这些食物对胰岛素水平影响很小。忌用单糖浓缩甜食，如精制糖果、甜点心、甜饮料等。少食用精制加工、纤维含量少的碳水化合物，像白面包、白米饭、烘焙的糕点饼干、比萨饼的皮等。宜选用蛋类、鱼、畜肉和禽类及不加糖的乳制品。

专家提示 进食限碳水化合物膳食的注意事项

少量多餐，避免胃肠中蓄积过多。每餐根据患者自己的耐受情况，由少向多循序渐进，细嚼慢咽。

每餐后平卧20～30min或经常锻炼俯卧运动可以减轻症状。

第一阶段：手术后开始进食时只能进食流质，此时应尽量控制食物进入肠道的速度，在进食时和餐后平卧，餐后至少平躺20～30min。流汁内容应是尽量减少碳水化合物的食品，禁食浓缩甜食、果汁饮料、酒类等。可用蒸鸡蛋、鸡汤过箩粥、豆腐脑、稠米汤等。

第二阶段：适应第一阶段流汁后，可进入第二阶段，此时应以干、成型食物为主，干稀分开。三餐主食避免液体类食物，加餐时再适当摄入汤汁类食品。进食时及餐后平卧数分钟。应适当补充优质蛋白质和能量进量。以后根据恢复情况逐渐增加膳食中碳水化合物比例。

什么是管饲膳食？

管饲膳食是一种由多样食物混合制成的流质状态的膳食，它应具有充分而适当的营养，黏稠度适宜，便于通过导管饲喂，是供给不能口服自然食物患者的一种营养较为全面的肠道营养膳食，因此对它的应用与配制不容忽视。管饲可选用的制剂包括商品化的肠内营养制剂、特殊医学用途配方食品、自己用食材制作的均浆膳食混合奶等。管饲时使用何种制剂进行喂养，需在医师及营养师的指导下进行选择，才能保证营养需求，减少并发症。

哪些肿瘤患者可以用管饲膳食？

不能经口摄食，需用管喂方法来维持营养的肿瘤患者，如头、颈部手术或经放射治疗而致咀嚼吞咽困难，食管、胃手术后或食管黏膜被强碱损伤、颜面烧伤。

严重昏迷、失去知觉的肿瘤患者。

患者胃肠道功能不健全，不能吸收足够的营养时，处于营养缺乏状态，急需增进营养，但又食欲缺乏，不能口服充分的食物以满足营养需要的患者，如肿瘤切除后采用化疗者，可用管喂补充口服饮食之不足。

怎么配管饲膳食？

管饲膳食营养要求充分和平衡。蛋白质、脂肪、碳水化合物配比合理，无机盐、电解质及维生素能满足机体需要（如有不足，须另外补充，如采用组件膳食等）。为达到营养要求，管饲膳食应由多样食物混合组成。一般每毫升混合物供能量1kcal左右，每1000ml中含蛋白质25～45g。蛋白质占总能量的20%。过多易导致腹泻并增加肾脏负担。液体总量要适当，必要时在管饲膳食之外，应适当补充水分，防止水分不足。

管饲的并发症有哪些？如何预防与处理？

（1）胃肠道不适　主要表现为腹胀、腹泻、恶心、呕吐、便秘等。如出现以上症状可能是因为不恰当的配方、乳糖不耐受或所给予营养液的浓度、速度、温度不合适有关，也有可能是自身的疾病造成的。可在医生或营养师的指导下调整营养液的浓度、速度、容量，并注意温度，乳糖不耐受的患者，需选择不含乳糖的肠内营养制剂，营养液配置及输注过程中注意避免污染。另外，为预防腹胀和便秘可选用含膳食纤维的制剂。

（2）喂养管易位　喂养管固定应牢靠，避免牵拉，折叠，滑脱。鼻胃、肠管的易位如果未能及时发现，可能引起营养液输入鼻咽、气管中。因此，患者和家属要学会判断喂养管是否在正确位置的方法，如测量体外喂养管长度、抽吸胃液，在每天喂养前常规检查。如发现有强烈咳嗽、呕吐等，考虑喂养管易位可能，应及时报告医生。

（3）喂养管堵塞　喂养管堵塞的原因与经管道给药或喂养后冲洗不充分有关。如果自制的管饲饮食应经医生或营养师同意才使用，并注意膳食的黏稠度，充分搅拌混匀过滤后再行管饲；碾碎的药物应采用推注，不可放入肠内营养液中滴入，喂药前后均需用20～50ml温开水冲洗，否则易发生堵管；输注含膳食纤维类较黏稠的制剂时，每4h以温开水或生理盐水冲洗管道；每日喂养前或喂养完毕各冲洗一次，以保持喂养管通畅。

（4）误吸、反流　对昏迷、吞咽和咳嗽反射减弱、胃排空不良、气管切开的患者应积极预防反流、误吸的发生，确定喂养管在正确的位置才能喂养，输注速度要慢；喂养前给患者采用头部抬高30°～45°，喂养结束后保持该体位0.5h以上。一旦发生误吸应立即停止喂养，鼓励患者咳嗽，清除气管内液体或颗粒，及时报告医生。

管饲的注意事项

① 管饲方式通常有鼻胃管喂养、鼻肠管、胃造口喂养、空肠造口喂养等。
② 管饲膳食的食物内容须成流质状态，其稠度要易于通过管子，便于饲喂。
③ 管饲膳食在制备、输送、保存及喂养的每一过程中，均须严格遵守卫生要求，严防细菌污染，保证卫生安全。24h内未用完部分应弃掉。
④ 管饲方法可分为分次给予法和持续滴入法。

⑤ 管饲膳食：包括自制的混合奶、匀浆膳或商品型肠内营养制剂及特殊医学用途的配方食品。

⑥ 口咽手术患者术后禁止吞咽动作，口腔内分泌物应经口吐出或吸出，患者术后血压平稳、无躁动后可采用半卧位以利分泌物排出，防止不必要的吞咽动作。

⑦ 根据患者个体情况选择合适的肠内营养产品及营养管理计划，术后头3天滴注短肽营养制剂，逐步增加速度及量，输注时注意保持营养液温度接近体温。

⑧ 如为糖尿病患者，可以选择专用糖尿病型肠内制剂，使用输注泵匀速滴注，并注意监测血糖变化。

⑨ 在管饲营养期间，如出现腹胀、呕吐、腹泻、便秘、呼吸急促、咳嗽厉害等症状时应及时告诉医护人员。

⑩ 经医生或营养师同意下可根据情况添加新鲜果蔬汁以补充维生素。不推荐添加鱼汤、肉汤等汤类，研究表明汤类所含营养成分极少，不到食材的10%，更不推荐在肠内营养液内加入果汁或汤类，建议分开喂注。

⑪ 根据术后患者血浆蛋白的情况，可在营养师的指导下选择蛋白粉以补充优质蛋白质。

⑫ 管饲期间保护好管道，防止管道移位、脱落及不慎拔出。多下床活动，促进营养液的消化吸收。

⑬ 管饲期间注意口腔卫生，用漱口液漱口，每日3次。体重是反映机体营养状况最直接的指标，关注每日大小便情况及每周体重变化，以便判断营养治疗效果。

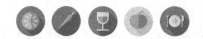

第三章

头颈肿瘤患者

第一节　口腔癌患者

口腔癌患者口腔活检术后怎么吃?

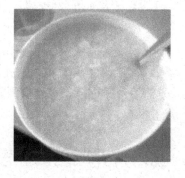

① 手术当天避免进食热的食品，建议进食温凉饮食，如凉的米粥、凉面等，这是为了预防、减少术后伤口出血。

② 避免辛辣刺激性食物。

③ 注意口腔卫生，进食前后用淡盐水漱口。

 专家提示　口腔癌靠病理学检查确诊

病理学检查是肿瘤最后诊断的主要依据。口腔癌的病理学检查主要是切取或钳取癌灶活检。

口腔癌患者手术前怎么吃?

① 术前应加强营养，饮食原则为高热量、高蛋白、高维生素、清淡易消化饮食，少量多餐，注意食物的多样性。

② 一旦诊断为营养不良，应积极给予营养治疗，营养治疗的时间以术前7 ~ 14天为宜，营养支持的方式可以是口服补充肠内营养制剂、管饲膳食，

肠内营养补充不足时需考虑部分补充肠外营养（静脉营养）。

③ 术前3日用1%～3%过氧化氢、氯己定漱口液交替漱口，每日4次。术前6h不可以进食食物、药物，术前2h禁水。

④ 戒烟酒、槟榔，避免过酸、粗糙及刺激性的食物。

口腔癌患者手术后怎么吃？

① 口腔癌术后的饮食方式应该根据手术方式来定，可口服或管饲。

② 术后可经口腔正常进食者（如唇癌术后患者），术后第一天进食流质，如无恶心、呕吐等并发症，逐步从流质过渡到半流质、普食，吞咽困难者可使用吸管吸入，进食后要漱口。

③ 术后不能经口腔进食者需留置鼻胃管，从鼻胃管注入均衡型的肠内营养制剂或匀浆膳食。鼻胃管放置时间根据手术方式而定，一般1周至1个月左右。伤口愈合后即可经口进食，经口进食量达到每日需要量的60%，就可拔出胃管，完全从口腔进食。

④ 术后应加强营养，口腔进食者选用高蛋白、高热量、高维生素饮食，每天6～8餐，以保证热量的摄入，食物制作及选择应便于吞咽、无需过多咀嚼、质地柔软、少渣、少粗纤维、无刺激性。管饲患者营养制剂的选择、每天管饲量的多少，应由医生或者营养师根据患者的体重、各项生化指标、并发症等每天进行制剂及摄入量的调整。因此，患者及其家属应与医生或营养师沟通。

肠内营养应用的注意事项有哪些？

① 在喂养之前，必须确认管端的位置。如医生会吸引胃内容物测试pH值。一般pH值小于5，在胃内；如无内容物或可疑管端易位时，医生还会嘱患者拍摄X线片证实管端位置。

② 胃内喂养时，床头抬高30°～45°，喂食后保持该体位0.5h为宜，大于30°体位可以有效地预防误吸的发生。

③ 输注的营养液温度一般以接近正常体温为宜，持续保持在38～40℃，温度过高会造成消化道黏膜的损伤，温度太低易引起腹泻，加热的方法可以使用输液加热恒温器，如无加热器，也可以热水袋覆盖输注管等方式加热。

④ 营养液给予的一般原则是由低浓度、少量、慢速度开始，逐步增加，初次使用的浓度以12%为宜，逐步增加到24%左右。首次使用的肠内营养剂量应为目标量的1/3或1/4，逐步增加到目标量。无不耐受症状的患者，一般3天可达到目标量。患者首次输注速度为20～50ml/h，适应后维持滴速为

100ml/h，最大可达125～150ml/h，如患者可以耐受，12～24h可以调整各项指标，未出现反应后再确定营养液的标准和注入速度。

⑤ 营养液现配现用，保持调配容器的清洁、无菌。每次输注的营养液悬挂时间不得超过6h，每日更换输注管及肠内营养容器。

⑥ 营养液注入过程如出现恶心、呕吐、腹胀、腹泻等症状应及时告知医护人员，查明原因，并适当调整营养液的速度、温度和量。

⑦ 给药、注食前后及连续管饲过程中，每间隔4h都应用20～50ml温开水或生理盐水冲洗管道，药物不能混入肠内营养液中输注，片剂药物必须碾碎，最好选用液体制剂，输注药物时，需要停止肠内营养液的输注，并在喂药前后给温开水冲管，以免造成堵管。

⑧ 长期鼻饲者，要注意口腔卫生，每日应用生理盐水清洗口腔2次。

⑨ 管饲期间每日观察患者脉搏、呼吸、体温，适时监测肝肾功能、血浆蛋白、电解质、血糖、血脂及尿糖值。观察记录每天出入量、体重、导管位置、腹部体征、排便次数、排便量及性状。

口腔癌患者放疗后怎么吃？

口腔癌术后医生会根据手术及术后病理切片情况，部分患者会进行放疗，以巩固疗效，减少复发，对未分化及低分化的口腔癌首选放射治疗。口腔癌术后放疗出现口干、口腔溃疡、张口困难等症状，严重影响患者进食，口腔癌放疗患者出现相关症状时如何吃，请参照一般饮食原则如下。

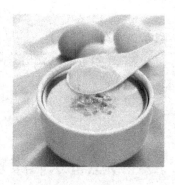

① 进食高蛋白、高热量、高维生素的半流质饮食，避免刺激性、过热、过硬的食物，少量多餐，每天5～8餐。

② 只能进食流质的患者建议口服整蛋白全营养型的肠内营养制剂，或自己制作匀浆，匀浆制作请参照"放疗时的营养注意事项，家庭匀浆配方"。

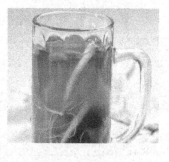

③ 不能经口进食者经管饲提供营养素和足够的热量，口服或肠内营养不足者遵医嘱静脉营养。

④ 鼓励患者多饮水，每天饮水量需2000ml以上，保持口腔湿润。

⑤ 可选用中药如参须、麦冬等泡水饮，以减轻口干症状。

⑥ 放疗期间，可配合选用可减轻毒副作用的食物，如芦笋、海蜇、荸荠、杏仁、黄花菜、香菇等食物。

⑦ 淋巴结肿大时，可选用芋头、荞麦、桑椹、田螺、鲟鱼、无花果等食物。

⑧ 口腔癌放疗后可多选用如玉米、紫米、红薯、西兰花、菜花、大白菜、油菜、菠菜、山药、南瓜、青椒、梨、苹果、柠檬、柚子、鳝鱼、紫菜、三文鱼、鳗鱼、鲈鱼、豆浆、牛奶、蜂蜜等食物。

口腔癌患者的饮食宜忌有哪些？

① 禁烟、酒，不嚼食槟榔。

② 忌坚硬、粗糙、过烫及煎、炸、烤的食物，避免辛辣刺激的食物以及口味强烈的调味料，例如胡椒、芥末等。

③ 宜食肉鱼蛋奶豆等富含优质蛋白质的食物。

④ 宜食用富含维生素的新鲜水果和红、黄、绿色等深颜色的蔬菜。

⑤ 适当饮用有清热解毒作用的绿茶、绿豆汤、西瓜汁等，可滋阴生津，能减轻放疗的副作用。

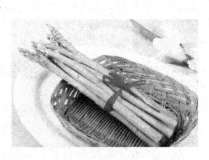

⑥ 宜进食质软、细碎的食物，或与肉汁、肉汤等同时进食，有助于吞咽。

⑦ 宜选用有抗癌功效的食物，如芦笋、菌藻类等。

⑧ 宜选用有助于解除口腔异物感和可以缓解咽部疼痛的食物，如青梅、荸荠、橄榄、杏仁、牛蒡等。

口腔癌患者术后康复期怎么吃？

① 术后患者语言不清，张口及进食困难，待口腔内创口初步愈合，需逐渐进行张口、进食训练，在康复期可口含话梅、口香糖等练习舌的搅拌和吞咽功能。

② 宜进食高营养、高维生素、高蛋白饮食，口服进食量不足时，可以口服补充肠内营养制剂，24%的浓度，每次200ml，每天2～3次。

③ 避免进食辛、辣、硬的食物。

④ 佩戴修复体患者由口腔进食后，要摘下修复体，彻底清洗漱口，清除食物残渣后，重新带好修复体，以防止感染。

⑤ 疾病完全康复后，饮食遵循平衡膳食的原则。可多选用如小米、紫米、西红柿、芹菜、南瓜、洋葱、山药、梨、枇杷、苹果、柠檬、鸡肉、鲤鱼、鳕鱼、海带、鸡蛋、牛奶、豆浆、豆腐、莲子、枸杞子、芡实等食物。

推荐食谱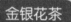

栗壳肉

用料：栗子壳20个，猪肉200g。

做法：栗子壳洗净，先放入锅中煮20min。猪肉切块，放进锅中与栗子壳同煮。肉熟即可食用。

功效：适用于口腔癌伴有淋巴结肿大者。

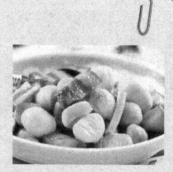

金银花茶

用料：金银花30g。

做法：金银花30g，煎汤代茶。时时饮用。

功效：适用于口腔癌患者放射治疗时。

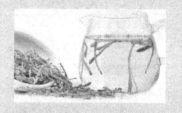

沙参冬瓜瘦肉羹

用料：北沙参30g，冬瓜500g，猪瘦肉100g，盐、油适量。

做法：冬瓜切丝，猪瘦肉切细丝。先加水煮沙参0.5h，再加入冬瓜、猪瘦肉煮羹，油盐调味，饮汤或佐膳。

功效：清热润肺，养阴生津。

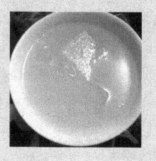

知母绿豆粥

用料：知母15g，绿豆60g，粳米80g，冰糖少许。

做法：将知母加入适量清水熬沸约0.5h，熬出汁，再复熬一次，合并药液浓缩至100ml。然后将绿豆、粳米一起加水煎煮至米烂粥成，

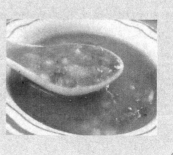

趁热加入知母汁，搅拌均匀，亦可加入适量冰糖，温服。

功效：滋阴降火，清热解毒。

金银花麦冬蒸蛋

用料：金银花、麦冬各10g，香菇、猪肉丝各100g，鸡蛋2个，食用油、盐各适量。

做法：将金银花、麦门冬切碎；香菇洗净、切丁；猪肉丝加蛋清抓揉；鸡蛋打散；将上述食材加食用油、盐放入鸡蛋内拌匀，隔水蒸15min即可。

功效：宣散风热，缓懈咽喉肿痛，对口腔癌患者有益。

奶油南瓜汤

用料：南瓜160g，奶油30g，黑胡椒、高汤、盐各适量。

做法：南瓜洗净，去皮，切块；豆浆机里放一碗高汤，加一大勺奶油，放入南瓜块，按"米糊"键，直到米糊制作完毕，盛出汤，加盐，加研磨好的黑胡椒搅拌均匀，盛入碗内后，点入奶油即可。

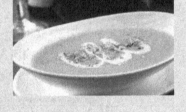

功效：养胃，促进消化，适用于肿瘤患者。

干贝乌骨鸡汤

用料：干贝3～4粒（约30g）、乌骨鸡腿约100g、竹荪10g、姜片2～3片、盐1小匙。

做法：干贝冲洗过，泡水4～5h，乌骨鸡腿切块洗净，放入热水中氽烫，捞起后以大量清水冲洗去血水和脏污，竹荪洗净略泡一下水，挤干水分后，切1cm长的小段，放进热水中氽烫，捞起备用，把所有材料放入电饭锅内，加2杯水，煮至开关跳起，加盐调味，即可食用。

功效：补血补气，增强免疫力。

第二节　喉咽部肿瘤患者

喉咽癌患者纤维喉镜活检术后怎么吃?

① 禁食4h后进食半流质或软食,注意有无出血。
② 活检手术当天避免进食热的食品,建议进食温凉饮食,如凉的米粥、凉面等,预防及减少术后伤口出血。
③ 避免辛辣刺激性食物。
④ 同时注意口腔卫生,进食前后用淡盐水漱口。

专家解答 什么是纤维喉镜? 为什么喉咽癌患者要做纤维喉镜检查?

纤维喉镜镜体纤细、柔软、可弯曲,光亮强,有一定的放大功能,并具备取活检的功能,有利于看清喉腔及邻近结构的全貌,利于早期发现肿瘤。喉咽癌患者在纤维喉镜检查下,进行喉咽部活检+病理学检查,可以明确病变范围,确认疾病诊断和病理类型。该项检查在表面麻醉下即可进行。

喉咽癌患者治疗前怎么吃?

① 给予高蛋白、高维生素、高热量的普食或软食,少量多餐,注意食物的多样化。
② 每天三餐正餐外,推荐两餐中间及睡前1h加餐,加餐食物最好是牛奶(酸奶)、鸡蛋、水果、干果等高热量、高蛋白的食物。

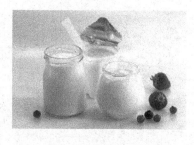

③ 患者如黏膜破溃、厌食、味觉改变、吞咽困难,可遵医嘱使用均衡型肠内营养制剂或特殊配方制剂,如安素、能全素等,患者及家属也可自制匀浆膳,即将稀饭、馒头、牛奶、豆浆、鱼、肉、蔬菜等食物研碎加水而成。
④ 对于口服营养无法满足需要的患者,可选择鼻胃管或胃造瘘管饲营养液。

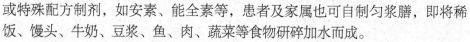

喉咽癌患者化疗期间怎么吃?

① 化疗期间患者饮食宜清淡、易消化、温凉的食物,忌刺激性大、油腻、过甜、过冷、过热的食物。

② 每天少食多餐,将食物分成5～6小份,分5～6次食用,化疗前2h进食。

③ 不过分强调进食规律性,什么时候食欲好就可以进食。

 采用手术、放化疗联合方案治疗喉咽癌

喉咽癌手术、放化疗联合治疗可改善局部控制率和生存率,同期放化疗可起到放射增敏的作用,下咽癌诱导化疗常用药物有顺铂、氟尿嘧啶、西妥昔单抗联合多西他赛,由于5-FU常引起严重的口腔黏膜炎,导致患者进食饮食种类改变,进食量的减少,部分患者不能耐受治疗。与放疗较好、安全的同步药物是铂类抗癌药,它不产生口腔黏膜炎,但它是致吐作用最强的化疗药,所以患者化疗期间常常出现恶心、呕吐。

喉咽癌患者放疗期间怎么吃?

喉咽癌放疗照射也在头颈部,其出现的并发症与鼻咽癌相似,治疗期间如何吃请参照鼻咽癌放疗部分,治疗期间每天坚持口腔功能锻炼,减少张口困难的发生。

 降低放疗后张口困难的办法

放疗期间坚持张口锻炼,能有效防止和减轻放射性张口困难的发生,降低其严重程度。

患者每天需做咀嚼运动,可以选用直径2.5～3.5cm的圆柱形瓶子包含于口中,每天至少3次,每次1h左右,以降低放疗后张口困难的发生率。

喉咽癌患者手术后怎么吃?

① 喉咽是吞咽、进食的必经通道,喉咽癌患者手术后,由于损伤或切除

了吞咽进食的功能性器官，术后患者多无法经口进食而需要管饲喂养。

② 管饲时需要哪种营养液，一般要根据患者的胃肠功能、经济条件、市场供应情况来选择。消化吸收功能正常或接近正常的患者，可选择整蛋白制剂、含膳食纤维类制剂。消化吸收功能较差，可选择短肽类制剂。

③ 肠内营养制剂有粉剂和液剂之分，如使用粉剂，配制时的浓度需严格遵照说明书配置，或在营养师的指导下进行调配，配制时要先将配制的容器清洁消毒，在有刻度的容器中盛少量的温开水，加入所需量的粉剂，同时加以搅拌，即得较稳定的混悬液，再加水至所需容量即可。调配过程中应注意容器的清洁，防止污染。现配现用或当天用完，暂停输注时应置于4℃冰箱保存。输注过程中，营养液在室温中留置的时间一般不超过6h，以防变质。

④ 管饲喂养患者需控制输注速度，使用鼻肠管喂养的患者尤其注意，一般从低浓度、慢速度开始逐渐增加浓度及滴速，有条件者最好采用喂养泵控制输注速度。

⑤ 营养液的温度控制在37℃左右，可将输注管通过热开水瓶加温或使用电加热器加温，防止温度过低引起腹胀、腹泻、肠痉挛等并发症。

喉咽癌患者拔除鼻饲管前如何练习进食？

① 下咽癌手术后，尤其是进行了皮瓣修复的患者，术后部分感觉丧失，试进食期间，注意防止患者进食时发生吞咽梗阻、误入气管窒息及吸入性肺炎。饮食要求以容易下咽且不易引起呛咳为宜，宜先从糊状半流质开始，如选择可控性较强的食物如黏稠的燕麦粥、藕粉等，逐渐过渡到软食、普食。

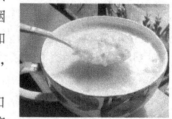

② 水及清流质容易引起呛咳，开始练习从口腔进食时不宜选用，而糯米类食物、粗纤维食物等容易引起吞咽梗阻，也不宜选用。

③ 在练习进食期间，取坐位头稍前倾，从空吞咽动作开始练习，如进食出现咳嗽则暂时停止继续进食，多做几次清咽咳嗽动作，排除误入气管的食物，建议带气管切开的情况下练习进食较为安全。

喉咽癌患者拔除鼻饲管后怎么吃？

① 若能从口进食机体所需要的量，则可以拔除胃管，食物选择宜软烂无刺、无骨头。

② 每次进食速度宜慢，忌暴饮暴食。

③ 注意口腔卫生及时漱口。

喉咽癌患者的饮食宜忌有哪些？

① 禁烟、酒、辛辣、油炸、烧烤类食物。辛热香燥食物易助热伤津，宜少食用。不吃腌制类食物，特别是广式腌制鱼、腌制辣椒、腌菜、腊鱼腊肉等。

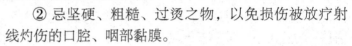

② 忌坚硬、粗糙、过烫之物，以免损伤被放疗射线灼伤的口腔、咽部黏膜。

③ 宜以生津润燥为饮食原则，如茶叶水、柠檬水、水果汁、西瓜汁、橙汁、乌梅汤、绿豆汤、梨汁、橘汁等。可多食用枸杞子、麦冬、菊花、芦根、甜杏仁、红枣、白萝卜、梨、山楂、柑橘等食物。

④ 多选用增强免疫力食物，如灵芝、黑木耳、银耳、香菇、蘑菇、海带、紫菜等菌藻类食物。

⑤ 多选食富含维生素、膳食纤维的深颜色蔬菜、水果，如胡萝卜、西红柿、绿叶蔬菜、新鲜水果等。

康复期喉咽癌带鼻饲管患者怎么吃？

① 按照管饲的要求管饲全流食物包括整蛋白型肠内营养制剂、果蔬汁等。

② 训练经口进食时可先进食糊状食物并注意漱口。

③ 注意鼻饲管道的固定与更换，预防管道的脱出与堵塞。管饲注入营养液或药物需注意管饲前后用温开水通管。

④ 每周测量体重一次并记录，体重下降时要找原因，可以咨询医生或营养师。

余参考第二章管饲膳食。

喉咽癌康复期患者通过口腔进食怎么吃？

① 开始以清淡，易消化糊状食物为主逐步过渡到半流质饮食、软食，注意优质蛋白质及维生素的补充，可选用牛奶、鱼肉、瘦肉、鸡蛋及果汁、蔬菜汁。糊状食物可以通过添加芡粉、藕粉调制。

② 少量多餐，每天上午、下午、晚上共加餐2～3次，加餐食物可以是整蛋白型肠内营养制剂等。

推荐食谱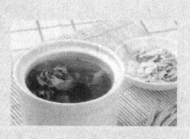

参归龙眼炖乌鸡

用料： 当归30g，人参10g，龙眼肉50g，乌骨鸡1只，调味品适量。

做法： 当归、人参切片布包。乌鸡宰杀去毛除内脏洗净。诸物入砂锅加调味品及水适量，文火煮炖，至鸡肉脱骨熟烂，去布包。分2～3天做菜肴佐餐。

功效： 补气养血，健脾安神。可治疗神疲肢倦、自汗、胸闷心悸、头晕目眩、面色苍白等气血两虚等。

人参黄芪炖生鱼

用料： 生鱼一条，人参10g，黄芪30g，大枣5枚，调味品适量。

做法： 将人参洗净并切片，生鱼洗净，把全部用料一起放入炖锅内，加水适量，隔水炖2h，去黄芪，调味即可，饮汤食肉。

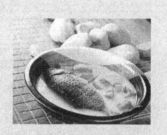

功效： 益气养血，补虚生肌。

参乳五汁膏

用料： 人参20g，牛奶300ml，鲜芦根60g，龙眼肉30g，甘蔗、雪梨各60g，生姜15g，蜜糖适量。

做法： 甘蔗、雪梨、生姜榨汁，将人参、鲜芦根、龙眼肉加水400ml煮至50～80ml，去渣，用瓦罐盛牛奶和匀诸汁，隔水炖成胶状，调入蜜糖少许炼膏，不拘时频频咽服。

功效： 补气养阴，润燥安胃。

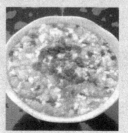

玉米烩豆腐

用料： 玉米粒100g，豆腐200g，香菇3个，食用油、高汤、盐、水淀粉各适量。

做法： 豆腐、香菇分别洗净切成小丁；将豆腐、香菇和玉米粒在沸水中焯一下，锅置火上，放入食用油，放入豆腐、香菇、玉米粒翻炒，再加入高汤，小火炖煮片刻，加盐调味，再加入水淀粉勾芡即可。

功效：适用于肿瘤患者，对肿瘤患者有滋补的功效。

蒲公英大米绿豆浆

用料：绿豆40g，大米30g，蒲公英20g，蜂蜜适量。

做法：将绿豆淘洗干净，用清水浸泡10～12h；大米淘洗干净，浸泡2h；蒲公英煎汁备用；将准备好的绿豆、大米一同放入豆浆机中，加入蒲公英汁和适量水至上下水位线之间，启动豆浆机；待豆浆制作完成后过滤，倒入杯中，依个人口味加入适量蜂蜜即可。

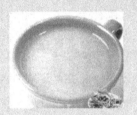

功效：清热解毒，适用于咽喉肿痛、口腔溃疡等症，可以当作喉咽癌患者的日常饮品。

藿香大米粥

用料：干藿香15g，大米100g。

做法：干藿香洗净，放入锅中，加水煎煮，去渣取汁；大米洗净，浸泡30min；锅置火上，放入大米和适量水，大火烧沸后改小火，熬煮成粥；待粥煮熟时，放入藿香汁，略煮片刻即可。

功效：可去口臭，熬煮成粥对喉咽癌患者有益。

西红柿牛腩

用料：牛腩100g、大西红柿1个（约150g）、胡萝卜1/2条（约100g）、洋葱1个、姜30g、葱2根（约20g）、八角茴香1个、酱油1大匙、米酒大匙、冰糖10g。

做法：牛腩切3cm大小的块状，放入滚水中汆烫，捞起用大量清水冲洗去血水、脏污，西红柿洗净，对切成4块，胡萝卜洗净削皮，切3cm大小的滚刀块，洋葱剥去外皮后，对切开再切小块状；姜洗净切片；葱洗净切段，把牛腩放入锅内，再加入所有材料（胡萝卜除外）和调味料，盖上锅盖，以中小火炖煮至牛肉呈五分熟，续加进2杯水，再放入胡萝卜块，煮至胡萝卜熟了，即可食用。

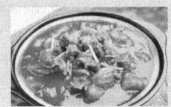

功效：补血补气。

第三节　甲状腺肿瘤患者

甲状腺肿瘤患者术前做B超检查时，饮食上有什么要求？

单纯做甲状腺的B型超声检查时，患者无需禁食禁水。

 专家解答 为什么甲状腺肿瘤患者要做甲状腺B超？

B超检查可测定甲状腺大小，探测结节的位置、大小、数量及邻近组织的关系，并鉴别肿物为实性或囊性。结节若为实质性并呈不规则反射，则恶性可能大。

甲状腺肿瘤患者术前做纤维喉镜检查时，饮食上有什么要求？

甲状腺患者手术前做纤维喉镜检查的目的主要是判定声带活动情况，检查前2h避免进食，检查后饮食无特殊禁忌。

 专家解答 为什么有的甲状腺肿瘤患者要做纤维喉镜检查？

声带活动是由喉返神经支配的，它紧贴在甲状腺的背面。如果甲状腺肿物或甲状腺癌侵犯了喉返神经，则会出现一侧声带固定。甲状腺癌患者一旦出现声音嘶哑（声带固定），说明肿瘤或转移灶已经穿出甲状腺或淋巴结，很有可能也会侵犯周围的组织和器官，如气管、食管、椎前肌肉、甲状旁腺等。

甲状腺肿瘤患者术前怎么吃？

① 饮食营养均衡，饮食原则为高蛋白、高热能、高维生素食物。

② 少吃多餐，多吃新鲜蔬菜、水果等；不

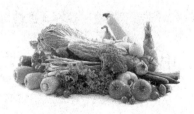

要吃辛辣、刺激、油腻的食物。

③ 忌烟、忌酒。

④ 术前禁食禁饮时间根据手术及麻醉方式时间不一样，具体遵照医嘱执行。

⑤ 医生根据肿瘤侵犯的范围，部分患者可能手术前会置入鼻胃管。

专家解答 为什么有的甲状腺肿瘤患者术前要放置胃管？

甲状腺从两侧包绕食管，甲状腺癌的手术有时会涉及食管。如果肿瘤累及食管，手术中需要判断食管位置，由于肿瘤呈浸润性生长，肿瘤常常会和食管融成一团，难以区分。手术中可通过事先放置的胃管判断食管的位置，对食管加以保护，以免误伤食管。

另外，一旦食管切除了一部分，手术后患者不能经口进食，需要通过胃管进行管饲。

甲状腺肿瘤术后怎么吃？

① 术后饮食应严格遵守医务人员的嘱咐，局麻手术术后2h即可进食，全麻手术术后第一天进食。

② 饮食初起应为流食、半流质饮食，如牛奶、稀饭、藕粉、大枣粥、肉汤等，继而是易吞咽、易消化、营养丰富的半流质或软食，如面包、馄饨、面条等，配以肉、鱼、蛋、豆制品、蔬菜、水果等。

③ 对部分虚弱或胃肠功能不足的，可用少量多餐的方式，部分患者可根据需要在医生或营养师指导下给予特殊医学配方食品或口服肠内营养制剂。

④ 原则上不必忌口，饮食要均衡，食物多样化，每天要摄入谷类、蔬菜水果类、肉鱼蛋类、豆奶类食物，在平衡膳食的基础上多摄入新鲜蔬菜和水果，因其中含有丰富的维生素C、β-胡萝卜素等，有强抗氧化作用，对抗癌有一定的作用。

⑤ 不吃酸、辣等刺激性食物，饮食不宜过冷或过热。

甲状腺肿瘤术后出现乳糜漏时，怎么吃？

乳糜漏患者引流液中含有大量营养物质，其中含有大量的血清蛋白，故充足的营养支持非常重要。

① 饮食原则是高蛋白、高碳水化合物、高维生素、低脂饮食。

② 引流液少于500ml/d，可以进食，食物的选择应遵循医生或营养师的指导，也可给予中链三酰甘油膳食，中链三酰甘油的吸收通过门静脉进入肝脏，而非淋巴，故既可保障营养，又能有效控制乳糜形成。

③ 引流液超过500ml/d，需禁食，则应改为全胃肠外营养（TPN），禁食是减少乳糜液产生的有效措施。为保证患者足够的营养与能量，可采取以下措施。

a.给予足量的TPN，包括脂肪乳、氨基酸、维生素等，若条件许可，可用卡文。

b.乳糜胸可导致T淋巴细胞丢失，免疫力下降，感染机会增多，可适当补充蛋白粉，或者输入血浆200～400ml/d，以增强免疫力，以血浆效果较好。

 为什么甲状腺肿瘤患者术后会出现乳糜漏？

甲状腺肿瘤患者术后出现乳糜漏为颈淋巴结清扫时伤及胸导管或右淋巴干所造成的。甲状腺肿瘤患者若不需要做颈淋巴结清扫术，则不会发生乳糜漏。甲状腺手术后发生乳糜漏的发生率应该说还是很低的。

甲状腺肿瘤术后出现手足抽搐时，怎么吃？

可多摄入含钙高的食物，如牛奶、豆制品、鱼类等。症状轻者，口服钙片和维生素D_3，每周测血钙或尿钙一次，随时调整用药剂量，抽搐发作时，应立即静脉缓慢推注10%葡萄糖酸钙，以解除痉挛。

 为什么甲状腺肿瘤患者术后会出现手足抽搐？

甲状腺肿瘤术后出现手足抽搐是由于术中误切或挫伤甲状旁腺导致低钙。

甲状腺肿瘤术后出现呛咳时，怎么吃？

不宜给流质饮食，遵医嘱予成形软食或半流质。一般无需特殊治疗，经过锻炼和适应后，一般术后数日即可恢复正常。

专家解答 为什么甲状腺肿瘤患者术后会出现呛咳?

这主要与喉上神经损伤有关，喉上神经来自迷走神经，分内外两支，内侧支为感觉支，分布于喉黏膜上，外侧支为运动支，分布于环甲肌上，与甲状腺上动脉贴近。手术中结扎甲状腺上动脉及分离甲状腺上极悬韧带时有可能会刺激或损伤该神经。喉上神经位置高低不一，神经束粗细不一，在通过下颈领式切口手术时寻找它不太容易，如肿瘤位于上极时就更难寻找，对于恶性肿瘤的治疗原则应以切净肿瘤为主，故有时不得不切断该神经，以至于导致患者术后出现发声无力、声嘶、饮水呛咳。

甲状腺肿瘤患者进行^{131}I治疗前怎么吃?

^{131}I治疗前4周饮食原则：低碘饮食（碘摄入量＜50μg/d）。

① 吃什么? 吃多少? 每日谷薯杂豆类200～500g，肉鱼（淡水鱼）蛋（鸭蛋，因为其碘含量比鸡蛋低）150～250g，奶类（酸奶）300g，大豆30～40g或其制品（豆浆、豆腐脑），蔬菜（菠菜除外）500g以上，水果200～400g。

② 选用无碘盐，忌吃含碘高的食物如海带、紫菜、鱼肝油、海鱼、贝类、海鲜及其他海产品；多选择新鲜的肉类、蔬菜和水果，避免选用加工的肉制品和罐头食品如火腿、腌肉等，避免选用加工的水果和罐头水果。

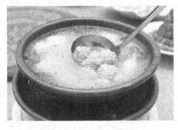

③ 膳食注意：膳食加工成软食或普食，烹调方法多选用蒸、煮、炖、拌，避免油炸、油煎，避免食用辣的辣椒、生蒜、花椒、芥末等刺激性食物。

甲状腺肿瘤患者进行^{131}I治疗期间的饮食原则是什么?

首次^{131}I治疗后可能出现恶心呕吐，但大部分患者并不感觉恶心，呕吐较少见。此症状一般比较轻微，在治疗后数小时到一天时间内出现，且缓解迅速，一般很少持续超过24h。

① 鼓励所有患者都适当应用镇吐药，如果你不想在治疗前吃镇吐药，可以向医生说明，在治疗后感到不适再服用。

② 多喝水以加快放射碘的排泄，可选择水、果汁、清肉汤等。

③ 全天少食多餐，每天6～8次或小份餐，空腹会让恶心更严重。

④ 尝试清淡的、柔软的、易于消化的食物如鸡肉面条汤伴饼干等。

⑤ 避免油腻或多脂食物，避免辛辣或味道刺激的食物，避免强烈味道的食物。

⑥ 恶心呕吐严重时可用吸管进食或用带盖的杯子喝，以避免食物的味道散发出来。

⑦ 如果治疗后2～3h内即有呕吐等症状，必须立即通知医生，因为这可能关系到治疗剂量是否足够。

甲状腺肿瘤患者进行 ^{131}I 治疗后出现唾液腺肿胀和疼痛时怎么吃？

① 酸味糖果、无糖口香糖，或吃一些食物让唾液分泌，建议在治疗后1～2h内开始吃酸味糖果（如柠檬水果糖）促进唾液分泌，并且在第一天晚上和第二天频繁食用，最好是15～30min就吃一点或一直吃，在夜晚进食频率可以降低，但最好频繁起夜进食，这样可以刺激唾液分泌，减少唾液腺对放射碘的暴露。

② 喝足量的水，最好治疗后就开始频繁喝水，以加速肾脏排泄。

③ 药物，如镇痛药、抗炎药、放射保护药等，遵医嘱执行。

甲状腺肿瘤患者进行 ^{131}I 治疗后出现口干时怎么吃？

有时会因唾液分泌减少而口干，也可能是放射碘导致的涎腺炎所致，一般持续数周到数月就会彻底好转，唾液腺分泌的唾液量减少，黏稠度增大，使口腔酸度增加，利于细菌繁殖。

① 加强口腔清洁护理，选择易消化，营养丰富，无刺激性食品，多饮水及新鲜蔬菜水果，增加抗病能力。

② 为减低口干的感觉可口含冰块、咀嚼口香糖、饮用淡茶、柠檬汁或高能量密度营养补充剂等。

甲状腺肿瘤患者进行 ^{131}I 治疗后出现味觉异常时怎么吃？

① 避免接触不喜欢的气味和食物。

② 可尝试少量食用酸豆角、泡菜等开胃食物。

③ 可选用助消化的药膳如酵母片、山楂麦芽饮（山楂10g，炒麦芽10g，甘草数片，泡开

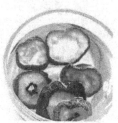

水服）等。

④进食不足者，要注意多摄入高营养密度、易消化食物，必要时口服补充肠内营养制剂以保证营养的供给。

甲状腺肿瘤患者进行血细胞计数下降时怎么吃？

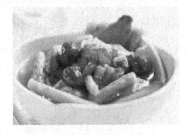

^{131}I使骨髓也不可避免地接受了放射暴露，因此在数周或数月内血细胞计数可能下降，营养上在全面平衡营养的基础是，可配合多食乌骨鸡、脊骨、排骨、羊骨、肝脏、鸡、鸭、当归、阿胶、花生米、大枣、动物血等补血食物。

甲状腺肿瘤患者进行^{131}I治疗后的饮食原则有什么？

治疗后1个月内饮食同治疗前4周的饮食原则：低碘饮食（碘摄入量＜50μg/d)，一个月以后饮食原则为三高一低一适宜：高蛋白、高热量、高维生素饮食，低碘饮食，适宜补充钙。

①高蛋白：蛋白质摄入可达1.5g/（kg·d)。

②高维生素饮食：多吃新鲜的蔬菜和水果，蔬菜每日500g以上，品种5个以上，多选用有颜色的蔬菜如红色、黄色、绿色、紫色蔬菜如黄瓜、西红柿、油麦菜等，水果每日200～400g。

③低碘饮食：忌吃含碘高的食物如海带、紫菜及各类海产品如海鱼、贝类、海虾等。

④适宜的钙供给：含钙高的食物如奶类、豆类、鱼类（选择淡水鱼)，建议每日喝奶一到两杯（可多选择酸奶)，每日一个鸡蛋（也可选择鸭蛋)，每日豆类30～40g或其等量制品（豆腐200g、香干80g、腐竹30g)。

专家提示 甲状腺肿瘤患者进行^{131}I治疗的注意事项

①注意休息，特别是服药前几天，避免剧烈运动和精神刺激，并预防感染，加强营养。

②勿揉压甲状腺，多饮水，及时排空大小便。

③治疗前2个月内及治疗期间禁止用碘剂、溴剂，以免影响^{131}I的重吸收而降低治疗效果。

④ ^{131}I治疗前停服左甲状腺素（优甲乐）或甲状腺片2周左右，目的是使体内促甲状腺激素（TSH）升高，以促进病灶对^{131}I的摄取。

⑤ 女性患者1年内避免怀孕。

⑥ 为减少对健康人不必要的辐射，服药后的14天尽可能远离他人，特别是小孩，在条件允许的情况下最好能独居14天，忌随意排泄大小便，污染环境。

甲状腺肿瘤患者的饮食宜忌与误区有哪些？

① 宜可多吃茯苓、山药、香菇、无花果、萝卜、杏仁、海参、海带、魔芋等食物，具有一定的抗甲状腺癌功能。

② 宜多吃具有增强免疫力的食物，如甜杏仁、柿饼、芦笋、薏苡仁、甲鱼、乌龟、核桃、香菇、蘑菇等。

③ 宜多吃富含维生素的食物，新鲜水果蔬菜所含的维生素较多。

④ ^{131}I治疗后的甲状腺肿瘤患者宜低碘饮食，最好少食海带、紫菜、淡菜、贝壳类海产品等，以减少碘的摄入。

⑤ 忌食过分辛辣的食物，如芥末、太辣的辣椒等。

⑥ 忌烟酒：烟、酒本身是就促进癌细胞滋生，引发甲状腺癌的重要因素。

⑦ 少食或不食用腌制、烟熏、烧烤、霉变类食物，有研究证实腌制、烟熏、烧烤类的食物中富含了多种致癌物质，如亚硝酸盐、黄曲霉素等。

甲状腺肿瘤患者康复期怎么吃？

① 因手术消耗，术后3个月内应以清淡、易消化、易吸收、多食用高蛋白、低动物脂肪、多维生素、新鲜水果蔬菜，以保证机体有充足的营养摄取，以提高免疫力，增加体质恢复。

② 应少食多餐，食物要煮透煮软，易于消化和吸收。

③ 减少摄入肥甘厚腻的食物。肥甘厚腻的食物不仅会增加患者胃肠道的负担，影响患者的生活质量，并且这类食物还会促进癌细胞的滋生。

④ 宜吃具有健脾利水作用的食物，如核桃、鹌鹑蛋、石榴。

⑤ 可多吃菱角、芋艿、油菜、芥菜、猕猴桃等食物，能消结散肿，尤其利于术后恢复。

⑥ 患者身体康复后，饮食遵循的是平衡膳食的原则，食物要求多样化。

沙参玉竹水鱼汤

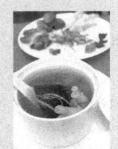

用料： 沙参30g，玉竹30g，水鱼一条约400g，调味品适量。

做法： 先用热水烫水鱼，切开洗净，去肠脏，然后将水鱼肉与壳一起连同沙参、玉竹放入锅内，加水文火焖煮1h以上，调味后饮汤食肉。

功效： 滋阴清热，消肿散结。适用于甲状腺癌、甲状腺腺瘤肿痛，形体虚弱、烦热纳呆者。

菱粉绿豆糊

用料： 菱粉50g，绿豆100g，冰糖适量。

做法： 绿豆研压后见豆瓣及绿豆衣，吹去绿豆衣备用，菱粉加少许冷水溶化。将绿豆瓣加冰糖煮至都烂，慢慢调入菱粉，边调边搅匀至煮沸成糊状，温服。

功效： 清热解毒，健脾利水。适用于甲状腺癌烦躁心悸、不思饮食者。

海马枸杞煎

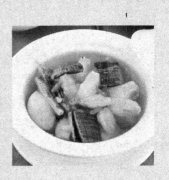

用料： 海马10g，枸杞子20g，猪脊骨约300g，盐适量。

做法： 先将海马用温水洗净，浸泡10min。猪脊骨斩细，然后将海马、枸杞子、猪脊骨一起放入锅内，加适量清水煎煮至熟烂，和盐调味，饮汤食肉。

功效： 补肾滋阴，消肿散结。适用于甲状腺癌虚弱短气、眩晕消瘦者。

芦笋豆浆

用料： 芦笋30g，黄豆40g，绿豆20g。

做法： 将黄豆、绿豆用清水浸泡10～12h，捞出洗净；芦笋洗净，切段；将以上食材一同放入豆浆机中，加水至上下水位线之间，启动豆浆机，待豆浆制作完成后过滤即可。

功效：可提升免疫力。

茯苓大枣粥

用料：茯苓粉25g，大枣3个，大米80g，白糖适量。

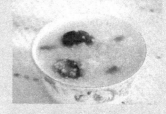

做法：大枣去核洗净；大米洗净，浸泡30min；锅置火上，放入大米和适量水，大火烧沸后，放入大枣，小火熬煮；待粥煮熟时，放入茯苓粉，略煮片刻；待粥煮至熟烂时，放入白糖，搅拌均匀即可。

功效：健脾宁心，有助于缓解肿瘤患者的精神压力。

茯苓五味子甘草汤

用料：茯苓12g，五味子10g，甘草5g。

做法：茯苓、五味子、甘草分别洗净；将茯苓、五味子、甘草放入砂锅，加入适量水，大火煮沸后转小火煲30min即可。

功效：茯苓利水化湿，五味子补肾生津，甘草有解毒功效，对肿瘤患者有滋补功效。

木耳肉丝

用料：黑木耳10g、胡萝卜30g、芹菜3支（约50g）、蒜头2个（约10g）、猪里脊肉50g，油1大匙、豆瓣酱1大匙。

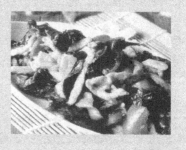

做法：黑木耳洗净后切丝，胡萝卜洗净去皮切丝；芹菜洗好，斜切小段；蒜头洗净切细末备用，猪里脊肉切丝，加入豆瓣酱腌约30min，炒锅内放油烧热，加入蒜末，以小火爆香，续放入猪里脊肉丝，快炒后先盛起，炒锅中重新加入黑木耳丝、胡萝卜丝及芹菜段，翻炒一下，加1大匙水煮开，最后放进猪里脊肉丝，混合均匀，即可食用。

功效：补血补气，帮助病后体力恢复。

第四节　鼻咽癌患者

鼻咽癌患者做鼻咽镜活检术后怎么吃？

① 手术当天避免进食热品，建议进食温凉饮食，如凉的米粥、凉面等，这是为了预防、减少术后伤口出血。

② 避免辛辣刺激性食物。

③ 同时注意口腔卫生，进食前后用淡盐水漱口。

④ 检查后可以进食普食。

 为什么鼻咽癌患者要做鼻咽镜活检？

鼻咽癌患者进行鼻咽镜活检＋病理学检查是为了确认、明确病理类型。

鼻咽癌患者拔牙后怎么吃？

① 拔牙2h后才能进食。

② 术后当天可吃流质或半流质，不吃过硬、过热、辛辣的食物。可食温凉、稀软的面条、稀饭等，且不用患侧咀嚼食物。

 为什么鼻咽癌患者放疗前要做口腔检查，甚至要拔牙？

鼻咽癌患者放疗前医师会认真检查患者的口腔卫生情况及有无龋齿、残根及牙周炎，特别要注意放射区域内的牙齿，对无法保留的牙齿应予拔除。这是为了预防放射性骨坏死发生。且放疗后3年内禁止拔牙。

鼻咽癌患者放疗前怎么吃？

① 给予高蛋白、高维生素、高热量的普食及软食，少量多餐，注意食物

的多样化。

② 每天三餐正餐外，推荐两餐中间及睡前一小时加餐，加餐食物最好是牛奶（酸奶）、鸡蛋、水果、干果等高热量、高蛋白的食物。

鼻咽癌患者化疗期间怎么吃？

① 化疗期间患者饮食宜清淡、易消化、温凉的食物，忌刺激性大、油腻、过甜、过冷、过热的食物。

② 每天少食多餐，将食物分成5～6小份，分5～6次食用，化疗前2h进食。

鼻咽癌患者放疗期间发生口腔并发症时，怎么吃？

（1）轻度口腔并发症者

① 以软食、半流质饮食为主。

② 每天口服补充肠内营养制剂（ONS）2～3次，每次50g。

③ 增加液体量的摄入，每天大于3000ml，包括每天进食的所有液体食物。

④ 用金银花、菊花、麦冬等中药泡水喝，减轻口干、咽干不适症状，尽量避免饮用太甜或含咖啡因的饮料。

⑤ 咀嚼口香糖、含花旗参、山楂等来刺激唾液分泌。

⑥ 放疗前后0.5h避免进食。

⑦ 烹调方法以炖、煮、煨为主。

（2）重度口腔并发症者

① 以流质为主，每天6～8餐，可将肉蛋类、主食、豆制品和蔬菜，煮熟后用食品加工机粉碎成匀浆膳食，另外补充果蔬汁500～1000ml（蔬菜3～5种，0.5～0.75kg，水果0.25～0.5kg）。

② 可以选择全部口服25%的整蛋白型肠内营养制剂，每天1500～2000ml。

③ 血清白蛋白低时，可以在医生及营养师的指导下口服补充蛋白粉。

④ 使用吸管吸食液体食物，减少对口腔黏膜的刺激。

⑤ 咽痛明显时，进食前半小时含漱0.5%利多卡因、雾化吸入镇痛等，必要时口服镇痛药或外贴多瑞吉镇痛治疗。

⑥ 对于可经口摄入部分食物但不能满足机体需要或无法进食的患者，可进行辅助性胃肠外营养支持，也可以采用鼻胃管或胃造瘘给予管饲营养液。

为什么鼻咽癌患者放疗后多有口干？

　　由于唾液腺受放射治疗的影响，功能受抑制，唾液分泌减少，放疗1～2周时唾液会变得黏稠，唾液流量即可减少将近50%，随着疗程的进展，流量可减少95%。唾液减少和唾液腺功能恢复的程度主要依赖于放疗剂量和位于放射野的腺体组织的体积大小，在大多数情况下，唾液减少是不可逆的。因而口干明显。

鼻咽癌患者的饮食宜忌有哪些？

　　① 禁烟、酒、辛辣、油炸、烧烤类食物。辛热香燥食物易助热伤津，宜少食用。不吃腌制类食物，特别是广东式腌制鱼、腌制辣椒、腌菜、腊鱼腊肉等。

　　② 忌坚硬、粗糙、过烫之物，以免损伤被放疗射线灼伤的口腔、咽部黏膜。

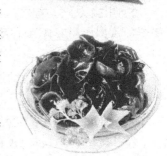

　　③ 宜以生津润燥为饮食原则，如茶叶水、柠檬水、水果汁、葡萄糖液、西瓜汁、橙汁、乌梅汤、绿豆汤、梨汁、橘汁等。可多食用枸杞子、麦冬、菊花、芦根、甜杏仁、大枣、白萝卜、梨、山楂、柑橘等食物。

　　④ 宜适当选用增强免疫力食物，如灵芝、黑木耳、银耳、香菇、蘑菇等菌类食物，也可多食用海带、紫菜、瘦肉、鱼类、新鲜的瓜果等。

　　⑤ 宜常吃胡萝卜、西红柿、绿叶蔬菜、新鲜水果，因含有较多的抗氧化营养素，可能为防止鼻咽癌发生的保护因素。

放疗后3个月内的鼻咽癌患者怎么吃？

　　鼻咽癌放疗后3个月内，部分影响营养摄入的症状仍存在，进食的饮食种类及摄入量一般不足。

　　① 以清淡、易消化软食、半流质饮食为主，注意优质蛋白质及维生素的补充。

　　② 少量多餐，每天上午、下午、晚上各加餐2～3次，加餐食物可以是

整蛋白型肠内营养制剂等。

放疗后3个月后的鼻咽癌患者怎么吃？

① 平衡饮食、均衡营养是鼻咽癌放化疗后的饮食原则。

② 忌食可致癌的食物，适当增加有辅助防癌抗癌作用的食物，如芦笋、胡萝卜、香菇、海带、大蒜、百合等以及十字花科蔬菜等。

 放疗结束后，放疗并发症可能持续存在

放射治疗结束后，部分症状依然存在，如口干、张口困难、味觉和嗅觉改变等，部分症状3～6个月后可以缓解。

推荐食谱

无花果炖肉

用料： 鲜无花果120g（干品60g），猪瘦肉120g，食盐等调料各适量。

做法： 无花果、猪肉分别洗净切块，同放碗内，加适量食盐、开水、其他调料，置锅中隔水蒸熟至肉烂，喝汤吃肉。

功效： 健脾和胃，消肿解毒。适用于鼻咽癌放疗后口干咽痛。

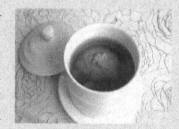

冬瓜滋阴汤

用料： 鸭肉100g，冬瓜200g，香菇20g，油适量，姜片、盐等调味品适量。

做法： 鸭肉切成片，香菇泡开后切成粗丝，冬瓜切成小块。油锅烧开，放入姜片煸香，加适量水，倒入鸭肉，煮30min，加入冬瓜、香菇丝继续煮至鸭肉熟烂，根据个人口味加入适量的盐等调味品即可。

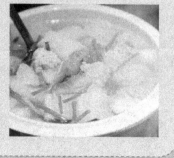

功效：鸭肉补虚劳、滋五脏之阴，冬瓜清热利水，适用于鼻咽癌有发热、化疗后体虚、食欲缺乏者。

猪肉蜜膏

用料：半肥半瘦猪肉1000g，蜂蜜500g。

做法：将猪肉洗净，切成小块，加水适量，煮至猪肉熟烂，去渣后加入蜂蜜，炼成蜜膏即可。可佐餐食用，每日3次，每次含咽10g。

功效：可滋阴生津，利咽润燥。适用于放疗时或放疗后的口腔黏膜溃疡、吞咽困难、咽干舌燥、声音嘶哑。

芦笋大枣羹

用料：芦笋50g，大枣4个，冰糖适量。

做法：芦笋洗净，切成细丝；大枣洗净后去核，将芦笋和大枣一起放入砂锅，加适量水；大火煮沸后，用小火继续煨煮20min，调入冰糖，待其完全溶化，搅拌成羹。

功效：适用于肿瘤患者，有助于改善贫血症状。

百合南瓜

用料：小南瓜1/2个，鲜百合1个，食用油、盐、水淀粉各适量。

做法：南瓜洗净，去皮，切成小块；鲜百合洗净，剥成小片；南瓜和百合分别在沸水中焯一下；锅置火上，放入食用油，放入南瓜翻炒，再放入百合迅速翻炒，加盐调味，放入水淀粉勾芡，出锅即可。

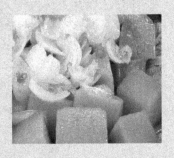

功效：南瓜和百合对放疗、化疗后的肿瘤患者有益。

糙米四神粥

用料：龙骨200g、糙米1/2量米杯（约50g）、芡实10g、薏苡仁10g、淮山10g、茯苓10g、莲子20g、盐1小匙。

做法：龙骨氽烫后洗净；其余材料也洗净备用。将所有材料放入电饭锅内，内锅加4杯

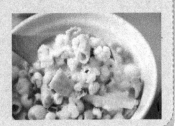

水，外锅加1.5杯水。煮至开关跳起，加盐调味，续焖20min，即可食用。

功效：健脾补气，增进食欲，增强体力。

山珍海味粥

用料：大米40g、薏苡仁10g、芋头30g、猪肉（绞）30g、香菇10g、虾干10g、胡萝卜50g、芹菜20g，油1小匙、盐1小匙、胡椒粉少许、酱油1小匙。

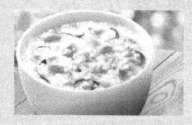

做法：大米和薏苡仁洗净后，分别用温水（可缩短时间）浸泡2h后，把水倒掉，沥干水分；芋头洗净削皮，切成2cm大小的块状，猪肉略洗过，加酱油腌30min；香菇和虾干各泡水30min，胡萝卜洗净削皮切细丝；香菇挤干水分也切成细丝；芹菜洗净切细末，炒锅内放油烧热，加进虾干和香菇丝爆香，再加入猪肉拌炒，最后放入芋头、胡萝卜丝、盐及胡椒粉拌匀，即可熄火，把大米和薏苡仁放入电饭锅内，再放入做的炒料，并在锅内加2杯水，煮至开关跳起，加入芹菜末和酱油，拌匀后续焖10min，即可食用。

功效：营养滋补，开胃生津，增进免疫力。

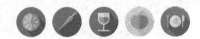

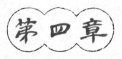

胸部肿瘤患者

第一节　肺癌患者

肺癌患者行纤维支气管镜活检术后怎么吃?

① 纤维支气管镜检查完毕，继续让患者平卧休息10～20min，检查术后2～3h方可进食，因为咽喉部麻醉后患者的吞咽反射减弱，易使食物误入气管造成误吸。

② 患者检查后的第一餐宜吃无辛辣刺激性半流质饮食。

③ 如果检查不顺利，比如咽喉疼痛厉害，或者出血较多，那么尽量在3～4h以后吃，而且不要吃硬的东西。

肺癌患者手术前怎么吃?

① 多吃些高蛋白、高热量、高维生素、富含微量元素的食物，如瘦肉、蛋类、豆类、奶类以及补充各种必需氨基酸。

② 每天补充500g左右的新鲜蔬菜，250g左右水果。

③ 宜常吃香菇、海带、紫菜、人参、枸杞子、山药、灵芝、冬虫夏草等，它们所含有的硒具有抗癌作用。

④ 如果营养状况较差，需要术前提高膳食质量，则可适量地增加富含丰富蛋白质的鱼、

肉、蛋的摄入，少量多餐。

⑤ 正常膳食摄入不足时，可每天口服补充均衡性肠内营养制剂2～3次，每次50g。

肺癌患者手术期间怎么吃？

① 肺癌术后饮食总的原则宜清淡、细软、容易消化吸收，在食物选择与进补时，不要急于求成。

② 进食高热量、高蛋白、高维生素、低动物脂肪、易消化的食物及新鲜水果、蔬菜。

③ 术后从流质饮食开始，无明显不适反应时，再过渡到半流食、普食。建议：术后6h后进少量白开水、果蔬汁、清淡稀粥等，术后第1～2天进流食或半流食，如鱼汤、排骨汤、青菜粥、水果、酸奶、面条等，根据患者的情况，术后第3～5天内过渡到普食。

④ 患者在手术后一周内，除进食全流质、半流质饮食外，还可适当口服补充些肠内营养制剂，以保证机体摄入足够的营养素。

⑤ 不吃刺激性的食物，不吃熏、烤、腌泡、油炸、过咸的食品。

⑥ 患者往往有味觉改变或减退及厌食等现象，家人在饮食配备上要调整饮食结构，不要过分忌口。

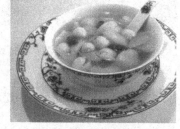

⑦ 可适当进食一些具有养阴润肺、止咳功能的食物，如荸荠、莲子、山药、百合、银耳等。

⑧ 肺癌术后可多选用如小米、紫米、红薯、土豆、西红柿、芹菜、南瓜、洋葱、山药、鸽肉、海参、鲤鱼、鳕鱼、海带、鸡蛋、牛奶、豆浆、豆腐等食物。

肺癌患者化疗期间怎么吃？

肺癌患者化疗期间常常出现不同程度的食欲缺乏、恶心、呕吐、血象下降等，导致营养摄入减少，从而影响患者的营养状况。合理的饮食能预防和减少因治疗带来的体重减轻和营养不良。如果多次治疗反应较重，饮食以流质为主，可用菜汤、米汤、果汁及一些匀浆饮食，还可适当口服补充肠内营养制剂，少吃多餐，每天6～8餐，出现并发症时参照相关章节。

专家解答 为什么有的肺癌患者化疗后不能完成疗程？

　　肺癌患者常用化疗药物有长春新碱、紫杉醇、顺铂、依托泊苷、异环磷酰胺等，常出现比较严重的毒性反应，如消化道反应、血常规、肝肾功能异常，给患者带来极大的痛苦，甚至影响化疗的正常进行。

肺癌患者放疗期间怎么吃？

　　① 肺癌患者放疗过程中应食富含高蛋白、高热能、高维生素、易消化的食物，可多选用如大米、糙米、薏苡仁、绿豆、西红柿、黄瓜、丝瓜、苦瓜、

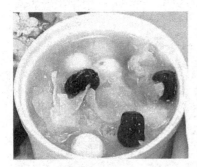

白萝卜、绿豆芽、百合、苹果、香蕉、橙子、鸡肉、猪瘦肉、鲫鱼、鳝鱼、海带、黑木耳、银耳、牛奶、豆浆、莲子等食物，并根据不同的饮食习惯调节食物花样。

　　② 痰多的患者可多食萝卜、银耳等食物，以达到润肺化痰的目的。

　　③ 禁烟酒及辛辣刺激性食物。

　　④ 肺癌患者放疗期间，可以采用少食多餐的办法，以细软、清淡的食物为主。

肺癌患者放疗后出现放射性食管炎，怎么吃

　　肺癌患者放疗后出现放射性食管炎常发生在放疗后2～3周，患者表现为胸骨后疼痛或进食疼痛，此时特别要注意饮食调理，以保证营养摄入的平衡。

　　① 本病初起，可少量服用蜂蜜水、橄榄油或香油，以保护食管黏膜，又可润肠通便。

　　② 平时饮食要清淡，食物中要适当增加优质蛋白质的比例，例如鱼肉、牛奶、豆制品、鸡蛋清等。

　　③ 忌食刺激性食物。

　　④ 口服1%新霉素或普鲁卡因，以保护食管黏膜。

　　⑤ 放射性食管炎致进食困难者，给予静脉输液，以保证能量的充足摄入。

　　⑥ 对于二级以下放射性食管炎（能进食流质食物）只需要对症处理治疗即可，三级以上放射性食管炎（不能进食）需要管饲营养或静脉营养治疗。

放射性食管炎仍然是胸部肿瘤放射治疗的主要并发症之一，直接影响治疗疗效和降低患者生活质量。当累计剂量大于60Gy（尤其联合化疗）时，成为最主要的剂量限制性毒性之一，急性放射性食管炎常发生于累计剂量达到20～30Gy的第2周或第3周。

放射性食管炎分级采用放射治疗肿瘤协作组（RTOG）急性放射损伤分级标准评级。0级：无症状。1级：轻度吞咽困难或吞咽疼痛，需用表面麻醉药、非麻醉药镇痛或进半流质饮食。2级：中度吞咽困难或吞咽疼痛，需麻醉药镇痛或进流质饮食。3级：重度吞咽困难或吞咽疼痛，伴脱水或体重下降大于15%，需鼻胃管饲或静脉输液补充营养。4级：完全梗阻，溃疡、穿孔或瘘道形成。

肺癌患者放疗后出现血象下降，怎么吃？

参见血象下降相关章节。

肺癌患者的饮食宜忌有哪些？

① 饮食原则：补充足够的营养，食物选择及烹调需易消化，不给肠胃增加负担。

② 宜多吃补益气血的食物：例如可以吃动物肾脏、乌鱼、菠菜和红苋菜。

③ 宜多吃一些富含水分且能利尿的食品，如西瓜、冬瓜、绿豆等。

④ 宜多食具有增强机体免疫功能、可抗肿瘤作用的食物，如：薏苡仁、甜杏仁、菱角、牡蛎、海蜇、黄鱼、海龟、海参、茯苓、山药、大枣、香菇、核桃、甲鱼。

⑤ 咳嗽多痰宜吃白果、萝卜、芥菜、杏仁、橘皮、枇杷、橄榄、橘饼、海蜇、荸荠、海带等。

⑥ 忌烟，烟草中有十余种化学致癌物质，如苯并芘、砷、亚硝胺、儿茶酚等，烟从口吸入，对肺有直接侵害作用。

⑦ 忌食辛辣及调味品，如肉桂、八角茴香、生姜、生蒜、胡椒等。这些食物能刺激呼吸道，引起咳嗽等症状，对病情不利。

⑧ 忌食油炸、烟熏、烘烤、腌制食物，这些食物既少营养又难消化，且

有些带有苯并芘等致癌物质。

康复期肺癌患者怎么吃？

当肺癌患者经过手术切除、放化疗治疗或中西医抗癌药物治疗，病情达到完全缓解或部分缓解之后，应在促进康复方面加以注意。主要应做到以下几点。

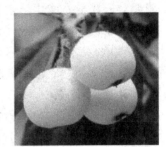

① 完全禁止吸烟。

② 少吃刺激性食物及生痰伤肺之物如很辣的辣椒、生葱蒜、肥肉等物。

③ 多吃富含维生素A及维生素C的食物及清肺润肺食物如胡萝卜、葡萄、百合、银耳、莲子、白果、核桃仁、芦笋、罗汉果、枇杷、梨等。

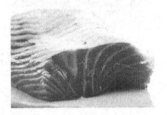

④ 可多选用如小米、紫米、面条、红薯、西兰花、花菜、大白菜、油菜、菠菜、山药、南瓜、青椒、空心菜、荸荠、梨、苹果、柠檬、柚子、鳝鱼、紫菜、三文鱼、鳗鱼、鲈鱼、豆浆、牛奶、蜂蜜等食物。

推荐食谱

莲子鸡

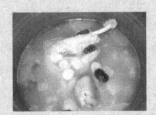

用料：莲子15g，鸡或鸭、猪肉适量，调料适量。

做法：莲子与肉共炖熟，适当加入调料即可。

功效：经常服用，补肺、益气、生津。适用于肺癌气血不足者。

银杏橄榄冰糖水

用料：银杏30g，鲜橄榄10枚，冰糖适量。

做法：银杏去壳，浸泡一天，去膜去心。鲜橄榄去核，略捣烂，冰糖打碎。将三物一起加清水3碗，慢火煎至1碗，慢慢咽饮，可吃渣。

功效：清热祛痰，和胃润肺。

燕窝银耳瘦肉粥

用料：燕窝5g，银耳15g，猪瘦肉80g，大米50g，调味品适量

做法：燕窝洗净浸润4～5h。银耳浸泡松软。猪瘦肉切3～4块。将以上四物加入适量清水用慢火煎稀粥，调味食粥。

功效：滋阴补中，润肺养胃。

葡萄哈密瓜汁

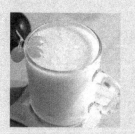

用料：葡萄10个，哈密瓜一大块，盐适量。

做法：葡萄用盐水浸泡10min，用水冲干净；哈密瓜去皮去瓤，洗净，切小块。将葡萄和哈密瓜放入榨汁机，搅打成汁后连渣一起倒入杯中，饮用即可。

功效：适用于肺癌，有助于防癌抗癌。

荷叶莲子豆浆

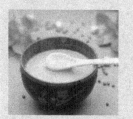

用料：黄豆60g，莲子20g，荷叶15g。

做法：将黄豆用清水浸泡10～12h，捞出洗净；莲子去心洗净，浸泡3h；荷叶洗净，撕成小块；将黄豆、莲子、荷叶放入豆浆机中，加水至上下水位线之间，启动豆浆机，制作完成后过滤即可。

功效：荷叶味苦，有消暑利湿、调整脾胃、涩肠止泻的功效。莲子具有滋阴、润肺、生津的作用，对咳嗽有一定的功效。

绿豆海带薏苡仁汤

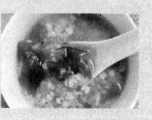

用料：绿豆150g，海带、薏苡仁各60g，冰糖适量。

做法：海带洗净切丝；绿豆、薏苡仁分别洗净；锅中加入绿豆、薏苡仁、海带和适量水，小火煮熟；再加入冰糖调味即可。

功效：清凉解毒，有助于缓解肿瘤患者放疗、化疗的副作用。

保健汤

用料：大白菜200g、大西红柿1个（约150g）、金针菇50g、冻豆腐50g、盐和酵母调味粉1小匙。

做法：大白菜梗叶分开后，逐一以清水冲净；大西红柿洗净后，对切成4大块；金针菇切去蒂头，洗净备用；冻豆腐以清水冲一下，把大西红柿放入汤锅内，加2杯水煮20min后，再加入大白菜、金针菇及冻豆腐煮10min，最后加入盐和酵母调味粉，即可食用。

功效：活化新陈代谢，抗菌消炎，可防癌抗癌，消除疲劳。

第二节　食管癌患者

食管癌患者做胃镜检查前怎么吃？

进行胃镜检查为了清楚地看到消化道的黏膜、必须使被检查部位很干净，即没有食物也无血块残存。

① 如果在上午做胃镜检查，在检查前一天晚上8时以后，不进食物及饮料，禁止吸烟。前一天晚饭吃少渣易消化的食物。因为患者即使饮少量的水，也可使胃黏膜颜色发生改变，如严重萎缩性胃炎的患者，饮水后胃黏膜可变为红色，使诊断出现错误。

② 如果在下午做胃镜，当天早8时前可喝些糖水，但不能吃其他东西，中午不吃东西。

③ 如果已做钡餐检查，此钡餐钡剂可能附于食管、胃肠黏膜上，特别是溃疡病变的部位，使纤维胃镜诊断发生困难，故必须在钡餐检查3天后再做胃镜检查。

食管癌患者做胃镜检查后怎么吃？

胃镜检查完毕患者坐起，并吐出唾液，由于检查时注入一些空气，虽然在退镜时已吸出，但有的人仍有腹胀感，嗳气很多。因为镇痛作用未消失，过早吃东西容易使食物进入气管引起呛咳或发生吸入性肺炎。

① 术后无活检者等麻药作用消失后约30min才能进食。

② 术后可有咽喉部不适或疼痛，或出现声音嘶哑，这种症状在短时间内会有好转，不必紧张，可用淡盐水含漱或用喉片。

③ 若活检者则需2h后始能进食温凉流质饮食，以减少对胃黏膜创伤面的刺激。

④ 检查后1～2日内，应进食半流质饮食，忌食生、冷、硬和有刺激性的食物。

⑤ 禁止吸烟、饮酒、喝茶和浓咖啡，以免诱发创面出血。

 为什么食管癌患者要做胃镜检查？

现在诊断食管癌主要依据胃镜＋活检，胃镜＋活检是检出率最高的方法。检查胃部时需要先经过食管，所以只要检查了胃部，食管也就检查了。胃镜检查能直接观察到被检查部位的真实情况，更可通过活检可疑病变部位进行病理学及细胞学检查，以进一步明确诊断，是上消化道病变的首选检查方法。

食管癌患者手术前怎么吃？

食管癌术前饮食护理重在加强营养，增强身体免疫力，减少术后并发症。

① 当患者出现哽噎感时，不要强行吞咽粗硬的食物，否则会刺激局部肿瘤组织出血和疼痛。

② 如果食管癌患者尚能进食，应给予高热量、高蛋白、高维生素的流质或半流质饮食，如米粥、藕粉、杏仁茶、面条、牛奶、豆浆、鸡蛋羹、肉汤、银耳莲子羹、碎菜、果汁等，并注意细嚼慢咽。

③ 若术前进食量明显减少或体重明显下降，应及时和医生及营养师联系，您可能需要营养支持。

④ 进食量不足者，可以每天口服补充24%的肠内营养制剂400～600ml，术前通过口服补充肠内营养制剂等手段进行营养补充，可改善患者营养状况，降低术后感染等并发症，提高手术耐受性，减少术前后并发症。

⑤ 不能进食者，应静脉补充水分、电解质及热量。

⑥ 有食物潴留者，手术前一晚用等渗盐水冲洗食管，有利于减轻组织水肿，降低术后感染和吻合口瘘的发生率。术前放置胃管和十二指肠营养管。

食管癌患者支架置入后怎么吃?

理论上食管支架置入术后当天可进食,但因大部分患者术后因为支架的刺激会出现恶心、呕吐,胸骨后疼痛等症状,特别是长度超过10cm的支架症状较重,且支架的压迫会使周围组织水肿,所以进食时要注意以下几点。

① 根据患者症状轻重禁食1~2天。如有唾液分泌尽量吐出不要咽下。

② 初次进食以温热流食为主,如牛奶、肉汁、米汤等流质饮食,每次量宜少,为100~200ml,少食多餐,逐步适应。

③ 如无严重的呕吐症状发生,4~5天后可进半流质食物,但仍须少食多餐,逐步向软饭和普通饮食过渡。

④ 进食时患者取坐位或半坐位,利用食物的重力和食管的蠕动,减少食物停留在食管腔的时间,减少不良反应。进食宜细嚼慢咽,切勿"狼吞虎咽"式进食。

⑤ 每次进食后饮少许温水,冲洗食管内及支架上的食物残渣,防止食物在支架顶端淤积发炎及阻塞支架。

⑥ 忌粗纤维性食物,如韭菜、芹菜、笋、豆芽等;忌粗糙坚硬食物,以防食物阻塞或影响支架覆膜。同时忌辛辣、油炸、咖啡、浓茶等刺激性食物和饮料,防止胃酸分泌增多。特别须注意终生禁吃冷冻食物,以防止支架遇冷收缩、变形脱落。

⑦ 饭后站立30min以上,避免体力劳动,睡眠时床头抬高15°~30°,以减少胃酸反流的机会。

⑧ 如恶心、呕吐症状严重,可肌内注射甲氧氯普胺。

⑨ 疼痛难耐时可肌内注射哌替定,胃、食管反流所致的胸痛可加用抑酸药及促胃动力制剂。同时服用黏膜保护剂如硫糖铝等。以上均需在医生指导下用药。

食管癌患者手术后怎么吃?

食管癌术后患者的饮食十分重要,不同阶段进食方式不同。

① 鼻饲阶段:食管、贲门肿瘤术后(约7天),患者刚好处在手术的创伤期,吻合口尚未愈合,胃肠功能也未恢复,消化功能差。术后胃肠减压,早期可通过管饲肠内营养或肠外营养进行营养支持,鼻饲的照护参照口

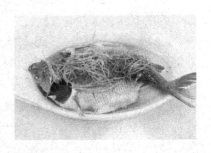

腔癌相关章节。

②口腔进食阶段：术后7天后，患者已基本度过了手术创伤期，胃肠功能逐步恢复，开始口腔进食，早期应在医生的指导下采用"循序渐进，少量多餐"的原则增加营养。开始进食后一般只能喝清水或清流食如米汤、面汤等，1~2天后尝试流食如浓婴儿米粉、鸡蛋花浓米汤等，2~3天后过渡到半流食，1~2周后过渡至软食。每餐由50ml开始，耐受后逐步增加至150~200ml，每日5~6餐。流食阶段营养不足部分可通过匀浆膳或肠内营养制剂进行补充。此期间以易消化的无渣食物为主，尤其是一些术前食量大的患者切忌大量进食，以免引起消化道并发症或吻合口瘘。

③手术后约3个月以后普食，恢复正常进食后应注意膳食平衡，并适当增加蛋白质丰富的食物如鸡蛋、瘦肉、豆制品、低脂酸奶的摄入量。可选用如小米、紫米、西红柿、芹菜、南瓜、洋葱、山药、梨、枇杷、苹果、杏、大枣（去核）、柠檬、鸡肉、鸽肉、海参、鲤鱼、鳕鱼、海带、鸡蛋、牛奶、豆浆、豆腐、莲子、枸杞子、芡实等食物。术后1年内饮食应细软好消化，适宜的食物包括：软米饭、面条、花卷、鸡蛋、低脂酸奶、豆腐、炖肉、清蒸鱼、水煮菜及新鲜水果等，切忌暴饮暴食；该期有少数患者可能会出现上腹饱胀、腹泻、吐酸水等症状，可服用吗丁啉每次20mg（2片），一天3次；复方苯乙哌定每次2片，一天3次。如用药后症状仍不缓解，患者可到医院诊治。

④术后半年内应禁忌油腻、粗硬、过热、过冷、刺激性食物，如油炸丸子、肥肉、坚果、粗纤维多的蔬菜（干笋、芹菜等、蒜苗等）、粗杂粮（糙米、大麦等）、辣椒、生葱、生蒜等食物，以免引起不适症状。

⑤贲门切除术后为预防反流性食管炎的发生，患者应戒烟、酒，避免暴饮暴食，每餐食物一般不超过150~250ml。禁忌易刺激胃酸产生的肥肉、浓肉汤、奶油、巧克力、咖啡、酸性果汁和饮料等。烹调以蒸、煮、汆、烩、炖为主。避免餐后弯腰，卧床患者应采取30°~45°斜卧位，饭后2h再睡觉。

 食管癌术后易引起消化功能紊乱

食管是人们进食的必经之道，是人体消化系统的重要组成部分。而食管癌手术要做食管、胃的次全或部分切除而达到根治的目的，然后利用胃或肠管作替代，重建消化道。整个手术过程创伤大，往往易引起消化功能紊乱，饮食的逐渐增加、合适调理是很重要的。

食管癌患者化疗期间怎么吃?

食管癌患者多有吞咽困难、咽喉干痛，甚至恶心呕吐、食欲减退。化疗会使不适症状更加明显，所以这一时期应特别注意患者的饮食调理，最大程度地减轻患者的饮食障碍，以促进疾病的早日康复。

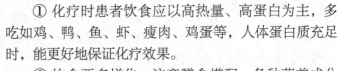

① 化疗时患者饮食应以高热量、高蛋白为主，多吃如鸡、鸭、鱼、虾、瘦肉、鸡蛋等，人体蛋白质充足时，能更好地保证化疗效果。

② 饮食要多样化，注意膳食搭配，各种营养成分相互补充，提高机体免疫力。如有五心烦热、阴虚症状时，可食银耳粥或用西洋参0.15g浸泡当茶饮。

③ 烹调要注意色、香、味，最好是蒸、煮、炖。不吃或少吃烟熏、炸、烤食物，少吃腌渍食品，不吸烟，不饮酒（酒精能使许多致癌物活化，使免疫功能降低）。

④ 化疗患者的主食可根据饮食习惯、口味，选食包子、饺子、馄饨、面条等。胃口差的患者可少食多餐，每天6～8餐。

⑤ 多吃富含维生素C和维生素A的应季水果蔬菜，如西瓜、香蕉、苹果、橘子、桃、菠萝、杏、橙子、山楂、草莓、猕猴桃等，吞咽困难时，可做果蔬汁。

⑥ 为了帮助肾脏排除癌细胞释放的有害物质，同时补充体液损失，应增加水分供应，每日饮水或液体2000ml以上。还可饮用绿豆汤、牛奶、豆浆。如出现白细胞下降、血小板减少，可食大枣、赤小豆粥、水煮花生米或炖乌鸡、阿胶等都对患者有很好的保健作用。

 专家提示 **食管癌化疗可引起胃肠道毒性**

食管癌患者常用化疗药物有表柔比星、顺铂、氟尿嘧啶等，化疗药物的不良反应主要为引起白细胞及血小板减少和胃肠道毒性，包括恶心、呕吐、口腔炎，肠胃黏膜的损伤。表柔比星可出现心脏毒性。氟尿嘧啶在临床运用中个体耐受性的差别较大。大剂量顺铂的运用必须进行水化及利尿。

食管癌患者放疗期间怎么吃?

① 首先应注意膳食平衡，在保证主食量的同时适当增加高蛋白质食物如鸡蛋、鸡肉、猪瘦肉、鲫鱼、鳝鱼、酸奶、豆制品、瘦肉等，增加高维生素

食物蔬菜和水果的摄入如黑木耳、苹果、香蕉、橙子、海带等。

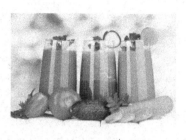

② 不宜空腹接受治疗，可在治疗前1h少量进食。少量多餐，加餐食物可选择面包、饼干、藕粉、杏仁粉、酸奶、豆腐干、水果、果汁、坚果等。

③ 经口正常进食不能满足营养需要的患者可使用肠内营养制剂或特殊医疗用途食品，每日1～2杯肠内营养液可改善患者营养不良。

④ 食管炎导致吞咽困难的患者，可以进食流食或者半流食，如牛奶、鸡蛋羹、米粥、果蔬汁、匀浆膳等，避免过冷、过热、酸辣等刺激性食物。

食管癌患者食管穿孔怎么吃？

在怀疑或诊断有食管穿孔时，应立即禁食、禁饮，尽可能减少吞咽动作，首选肠内营养，肠内营养途径一般有十二指肠营养管和空肠造瘘，肠内营养照护参照口腔癌相关章节。

 谨防食管穿孔

食管穿孔是一种较少见的疾病，食管穿孔病因复杂，有的比较明确，如放射性、外伤性、异物性、腐蚀性、自发性等，一旦发生，病情险恶，可引起致死性的纵隔炎、纵隔脓肿和主动脉破裂等严重的并发症，病死率较高。

食管癌患者的饮食宜忌有哪些？

① 饮食宜清淡不挑食，多食用富含维生素、微量元素类食品，如新鲜蔬菜、水果、冬菇类、海产品等。部分食品兼具食疗抗癌作用，可有针对性地选择应用。对消化系肿瘤有益的食物有圆白菜、百合、刀豆等。日常生活中的食物如大蒜、豆制品、绿茶等，也都是抗癌良药。

② 食管癌患者出现吞咽困难时应该改为流质、半流质食品，如瘦肉末粥、米汤、牛奶等。少时多餐，每天6～8餐。避免强行挤压，因为强行挤压会刺激癌细胞扩散、转移、出血、疼痛等。

③ 晚期食管癌患者出现完全性梗阻现象时则应该采用静脉补液、胃造瘘手术以便给予营养来维持生命，提高生活质量。

④ 流质为一种不均衡饮食，长期食用流质的患者，应口服补充肠内营养制剂。

⑤ 食管癌饮食的"六忌"即忌食用甜、腻、辣、炸、烤食品；忌酒精；忌食强烈气味的食品，如臭豆腐等；忌餐后立即躺下；忌坚硬食物；忌含过多粗纤维的食物，如芹菜、韭菜、笋等，以免食物反流而引起恶心。

康复期食管癌患者怎么吃？

① 食管癌患者康复期间，以易消化易吸收食物为主，荤素搭配、粗细搭配。

② 可以采用少食多餐的方式进食，避免暴食暴饮或者偏食挑食，不吃过热和过烫食物。

③ 食管癌患者避免吃产气的食物，如干豆类、碳酸饮料等食物，多喝水，多运动，保持大肠正常蠕动，养成每日排便习惯，这样能够避免便秘。

④ 在选择食物方面尽量选择天然的食物，可多选用如小米、紫米、面条、红薯、西兰花、菜花、大白菜、油菜、菠菜、山药、南瓜、青椒、空心菜、荸荠、梨、苹果、柠檬、柚子、鳝鱼、紫菜、三文鱼、鳗鱼、鲈鱼、豆浆、牛奶、蜂蜜等食物，避免使用含防腐剂等化学成分的食物，少吃腌制和加工肉制品。

⑤ 康复期食管癌患者应根据自己的恢复情况选择半流质、软食或普食，体重、血红蛋白及白蛋白未恢复正常水平时，饮食原则仍为高热量、高蛋白、高维生素，进食量不足时，可以加服肠内营养制剂。

⑥ 改变不良生活习惯，不吸烟、少饮酒或不饮酒。

⑦ 注意膳食平衡、食物多样化，多选择具有抗氧化和防癌功效的食物。

推荐食谱

大蒜鲫鱼汤

用料： 大蒜 30g、鲫鱼 300g、绍酒 8g、姜 4g、盐 3g、味精 3g。

做法：（1）将鲫鱼宰杀后，去鳞、鳃、肠杂；大蒜去皮、切片；姜切片。

（2）将鲫鱼、大蒜、姜、绍酒同放炖锅

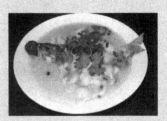

内，加清水适量，置武火上浇沸，再用文火煮30min，加入盐、味精即成。

功效：化淤血，消癌肿。

人参黄芪炖生鱼

用料：生鱼一条、人参10g、黄芪30g、大枣5枚，调味品适量。

做法：将人参洗净并切片，生鱼洗净，把全部用料一起放入炖锅内，加水适量，隔水炖1h，去黄芪，捞起生鱼，调味即可，饮汤食肉。

功效：益气养血，补虚生肌。

猕猴桃雪梨汁

用料：猕猴桃、雪梨各1个、柠檬汁适量。

做法：猕猴桃切开两端，用勺挖出果肉，切小块；雪梨洗净，去核，切小块；将猕猴桃和雪梨放入榨汁机，加入适量柠檬汁，搅打成汁后连渣一起倒入杯中，饮用即可。

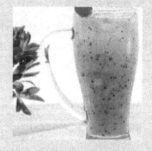

功效：适用食管癌术后。

鳝鱼汤

用料：鳝鱼250g、料酒、盐、葱花各适量。

做法：鳝鱼去内脏，洗净，切段用开水焯2min，捞出洗净；鳝鱼放入砂锅中，加入适量水和料酒，大火煮沸后转小火煲1h，加盐调味，撒上葱花即可。

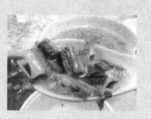

功效：适用食管肿瘤患者。

焗烤杏鲍菇

用料：马铃薯50g、杏鲍菇1个（约100g）、奶酪丝30g。

做法：马铃薯洗净切薄片，平铺烤盘内；杏鲍菇洗净切块状，放在马铃薯上面。均匀地撒上奶酪丝，烤箱预热200℃，烤10～15min，即可取出食用。

功效：增强免疫力。

> ### 荸荠肉末
>
> **用料：**猪肉（洗后绞过）100g、去皮荸荠 20g、蒜头2个（约10g）、葱1～2根、芡粉1大匙、酱油1大匙、胡椒盐少许。
>
>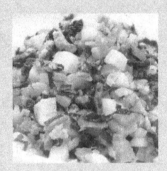
>
> **做法：**荸荠洗净后切碎；蒜头洗净切细末；葱洗净切细末。在猪绞肉中加入蒜头、葱白、芡粉、酱油及胡椒盐，顺同一方向搅拌均匀（可边加少许水边搅拌）备用，把拌好的猪绞肉放入电饭锅内加水蒸至开关跳起，在蒸过的猪绞肉中加入荸荠碎粒搅拌一下，继续蒸5min，最后撒上葱叶末焖一下，即可食用。
>
> **功效：**补中益气，养血。

第三节　乳腺癌患者

专家解答 为什么乳腺癌根治术后伤口愈合过程较长？

　　乳腺癌根治性手术的切除范围较广，包括患侧乳腺，患侧大小胸肌，还必须清扫腋窝淋巴结，如此造成切除伤口面积较大，血液供应较差，组织处于缺血缺氧的状态；手术时还需切除患侧皮下肌肉筋膜以及全部脂肪组织，余下的只有皮瓣附着于骨骼上，同样血循环较差影响组织氧供；最后因为伤口创面较大，渗液多积聚皮下形成积液积气，造成皮瓣游离，影响血循环，所以乳腺癌根治术后伤口愈合过程较长。

乳腺癌患者检查前怎么吃？

　　乳腺肿瘤患者术前特殊检查有乳腺钼靶X线检查、粗针吸B超引导穿刺活检等，检查期间无需特殊饮食禁忌。

乳腺癌患者术前怎么吃？

术前饮食无需忌口，宜摄入高热量、高蛋白、高维生素饮食，应供给充足的热量，减少蛋白质消耗，增加机体抵抗力，还可弥补术后因进食不足引起的热能消耗；需摄取充足的蛋白质，可减少术后并发症，有利于术后伤口愈合；多摄入高维生素膳食，如蔬果类食物。

乳腺癌化疗期间怎么吃？

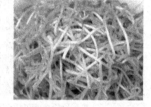

① 化疗期间鼓励进食，根据患者口味给予清淡易消化饮食，注意调整食物的色香味，饮食均衡。

② 摄入高热量、高蛋白、富含膳食纤维的各种食物，宜选用如薏苡仁、小米、黄豆、黑豆、绿豆、西红柿、黄瓜、丝瓜、苦瓜、白萝卜、绿豆芽、百合、苹果、香蕉、橙子、鸡肉、猪瘦肉、鲫鱼、鳝鱼、海带、黑木耳、银耳、牛奶、豆浆、莲子等食物，少量多餐，不偏食、不忌食、荤素搭配、精细混食。

③ 多饮水，每天饮水或摄入液体2000ml以上，以便碱化尿液，减轻药物的毒副作用。

④ 忌食辛辣、油腻等刺激性食物，忌烟酒。

 专家提示 乳腺癌化疗副作用常见的有恶心、呕吐等

化疗在乳腺癌综合治疗中占有重要地位，包括有新辅助化疗和术后化疗，常用的化疗药有表柔比星、氟尿嘧啶、环磷酰胺、紫杉醇、顺铂、卡铂等，常见副作用有恶心、呕吐、便秘等。

乳腺癌术后怎么吃？

① 全麻手术术后6h内禁食禁饮，6h后可食少量流质饮食，如米汤、面汤、稀藕粉等。

② 术后第一天开始半流质饮食如米糊、瘦肉末粥、蛋羹等，饮食宜温凉，少量多餐，以保证能量、蛋白质足够的摄入。

③ 术后2～3天，如无其他并发症，可恢复常规普食。

④ 在术后初期，以恢复体质、促进伤口愈合为主，饮食：要补充营养、又要确保摄入充足的热量，宜多摄入容易消化吸收的高蛋白、高维生素类食物，如瘦肉、鸡肉、鱼肉、鸡蛋、牛奶、新鲜蔬菜等。

乳腺癌的饮食宜忌有哪些？

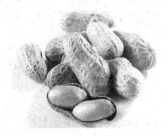

① 不宜多吃红肉，如牛肉、羊肉等。

② 忌食油炸类食物及脂肪含量过高的食物（如肥肉等），不吃酸渍、盐腌、霉变、烟熏，或过甜、过烫、过冷，或含色素、香精的食物。不宜食用腌制食品、腊肉、火腿等含致癌物质的食品。

③ 忌烟、酒、咖啡、可可。

④ 宜每天适当食用干果，如芝麻、南瓜子、花生等，每天15～30g。

⑤ 宜适当补充具有抗癌功效的海产品，如海蜇、海带、紫菜、海米等。

⑥ 宜常食用软坚类食物，如芋艿，可以当作主食，摄入200g芋艿可减少摄入50g主食，以免增加体重，腹胀时要少食。

⑦ 大豆及豆制品含有的植物激素有对抗雌激素作用，宜常吃。

⑧ 大蒜、蘑菇类食物均有抗癌作用，乳腺癌患者可多选用。

⑨ 忌食含有雌激素、生长激素的食物，例如蜂王浆、哈士蟆等雌激素含量高的食品。

⑩ 每天糖摄入量应控制在25～30g。摄入适量蜂蜜对乳腺癌患者并无害处，但蜂蜜摄入量应加入每天总的糖摄入量。

 专家解答 为什么乳腺癌患者可以多食黄豆？

黄豆含有大豆异黄酮，该物质已被证明有很强的抗癌潜力，调查得出：少食大豆地区如北美乳腺癌和前列腺癌高发，而食用黄豆地区如日本和中国则发病率较低。很多被确诊为雌激素受体阳性的女性和使用他莫西芬治疗的乳腺癌女性则对使用黄豆及豆制品有顾虑，因为她们担心黄豆（类雌激素的一种）会促进肿瘤的生长。研究表明，黄豆并无有害影响，实际上反而有益。

康复期间乳腺癌患者怎么吃？

① 饮食应遵循平衡膳食的原则，在平衡膳食的基础上饮食应多样化，有

计划地摄入足够的热量和营养。

② 高膳食纤维饮食对乳腺癌有保护作用，摄入量增加，保护作用增强，宜多吃含有抑制作用的食物，如圆白菜、荠菜、紫茄子、大蒜、芦笋、萝卜、黄瓜、香菇、黑木耳、银耳、紫菜、海带、红薯等。

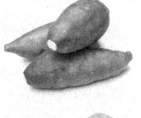

③ 坚持低脂肪饮食。

④ 食物应尽量保持新鲜，粗细搭配，不吃发霉、变质的食物。可多选用如小米、紫米、土豆、西红柿、芹菜、南瓜、洋葱、山药、梨、枇杷、苹果、杏、大枣、柠檬、鸡肉、海参、鳕鱼、海带、鸡蛋、牛奶、豆浆、豆腐、莲子、枸杞子、芡实等食物。

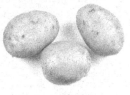

⑤ 肥胖或超重的乳腺癌患者，在治疗结束后，通过运动和健康的食物选择进行减重。

推荐食谱

西洋参冬瓜鸭肉汤

用料：西洋参片10g、石斛10g、荷梗（鲜）30g、生姜、大枣各适量，冬瓜300g、鸭肉500g，盐、鸡精适量。

做法：将鸭肉洗净，切块；将西洋参片、石斛、荷梗、生姜、大枣分别洗净，备用；将冬瓜留皮，去瓤，洗净，切块；将上述所有材料放入锅内，加适量水大火煮沸，再改小火煲约2h，加盐、鸡精料调味即可。

功效：可用于乳腺癌患者手术或放疗、化疗后阴虚口干时的辅助治疗。

百合枸杞赤小豆汤

用料：鲜百合100g、枸杞子50g、赤小豆200g，白糖适量。

做法：将鲜百合、枸杞子洗净，备用；赤小豆洗净，放入清水中泡发后捞出，沥干水分，备用；向锅中倒入适量清水，大火烧开，放入赤小豆，转小火煮至豆烂；放入鲜百合、枸杞子，续煮片刻，至食材熟透；调入白糖，煮至糖溶即可。

功效：对乳腺癌患者化疗有减轻毒副作用、防止白细胞减少、调节免疫功能等疗效。

当归鲫鱼汤

用料：当归、白芍、郁金香、香附各9g，陈皮6g，鲫鱼1条，食盐适量。

做法：鲫鱼宰杀、洗净备用。上述药材煎煮好后除去药渣，放入新鲜鲫鱼1条，煮熟后加食盐调味。

功效：益气健脾、利尿消肿、清热解毒。

西红柿汁菜花

用料：菜花500g，食用油、西红柿酱、白糖、盐各适量。

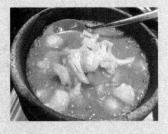

做法：将菜花洗净，掰成小块，放入沸水锅中烫透，捞出；锅置火上，放入食用油，放入菜花略炒，加入西红柿酱、白糖、盐调味，炒熟出锅即可。

功效：菜花能补充一定量的硒和维生素C，同时也能供给丰富的胡萝卜素，适用于肿瘤患者。

淫羊藿丹参茶

用料：淫羊藿10g，丹参、生晒参各5g。

做法：将淫羊藿、丹参和生晒参共同用水煎，当作茶饮。

功效：淫羊藿含有淫羊藿苷，具有活化巨噬细胞、抑制癌细胞的功效，对辅助治疗乳腺癌有益处。

木瓜哈密瓜奶

用料：木瓜1/2个，哈密瓜一大块，牛奶200ml。

做法：（1）木瓜去皮去瓤，洗净，切小块。哈密瓜去皮去瓤，洗净，切小块。

（2）将木瓜、哈密瓜放入搅拌机，倒入牛奶，搅打成汁后倒入杯中，及时饮用即可。

功效：木瓜对女性乳腺有保护作用，适用乳腺癌患者。

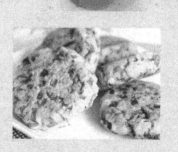

韭菜豆渣饼

用料：豆渣60g，玉米面粉120g，鸡蛋1个，韭菜50g，油、盐适量。

做法：韭菜洗净，切末；鸡蛋打入碗中；将豆渣、玉米面粉、鸡蛋液、韭菜末混合在一起，加入盐，揉搓成团；将面团分成大小均匀的小团，做成饼。在平底锅内倒入油，小火煎熟即可。

功效：豆渣含有异黄酮，能辅助治疗乳腺癌。

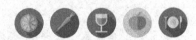

第五章

腹部肿瘤患者

第一节　肝癌患者

肝脏B超检查前怎么吃？

① 检查前一天，饮食应清淡易消化，禁食油腻食物。

② 当天检查前应空腹，因为食物消化会产生气体，气体会对超声波产生干扰，从而影响结果的准确性。

 为什么肝癌患者要做肝脏B超检查？

肝癌患者进行肝脏B超检查，可以显示肿瘤的大小、形态、所在部位及肝静脉或门静脉内有无癌栓，其诊断符合率可达90%，是有较好诊断价值的无创性检查方法。

肝脏CT检查者怎么吃？

对增强扫描者，因造影剂可能会引起呕吐等副作用，所以检查前宜食清淡易消化食物。

为什么肝癌患者要做CT检查?

　　CT检查具有较高的分辨率，对肝癌的诊断符合率可达90%以上，可检出直径1cm左右的微小癌灶。对肝内占位性病变、原发和转移肿瘤的生长方式、形态、轮廓、钙化、出血、坏死及血运情况都可以显示出来。

MRI检查者怎么吃?

　　做上腹部（肝、胰等）MRI检查无需禁食。

为什么肝癌患者要做上腹部MRI检查?

　　MRI易于发现位于肝表面CT难以检测到的小肝癌，对肝内小转移灶的敏感性颇高。对血管的情况以及肿瘤内结构的显示有独到之处，可作为CT检查的补充。

107

肝癌患者手术前怎么吃?

　　① 肝功能损害较轻、无并发症者，应给予"三高三适量"膳食，即高能量、高蛋白、高维生素，适量的脂肪、碳水化合物与矿物质，饮食应该易消化、清淡。

　　② 每日蛋白质供给量不应低于60 ~ 70g，其中优质蛋白质宜占总蛋白质的40%以上，每天要吃适量鱼、肉、蛋、奶。

　　③ 每日吃主食350 ~ 500g，足够的碳水化合物能增加肝糖原储存，防止毒素对肝细胞的损害，起到保肝解毒的功效。

　　④ 肝硬化患者常有维生素的缺乏，其中以维生素B_1/维生素B_6、维生素B_{12}、叶酸、维生素A、维生素D、维生素K等较为明显，每天需多吃富含维生素的新鲜蔬菜水果，维生素直接参与肝脏的生化代谢过程，能起到保护肝细胞、增强机体抵抗能力及促进肝细胞再生的作用。

⑤ 少量多餐。应选择易消化、少刺激、产气少、无公害的食品。

⑥ 在烹调加工时注意食物的感官性状并采用汆、烩、炖等易于消化的烹调方法。

⑦ 有水肿或腹水时要适当限制钠盐和水的摄入，根据水肿的程度分别采用低盐或无盐的膳食，食谱选择参照相关章节。

⑧ 对于中重度营养不良，但胃肠道功能正常或轻度障碍的患者，予以肠内营养为主，同时配合适当的膳食以确保摄入充足的热量。经口服、鼻胃管或十二指肠空肠管进行。

⑨ 术前一天进全流质饮食，如米汤、面汤、米糊等，避免牛奶、豆奶等易产气食物。

肝癌患者放疗期间怎么吃?

① 给予高蛋白、高维生素、高热量的普食及软食，少量多餐，注意食物应多样化。

② 每天三餐正餐外，推荐两餐中间及睡前1h加餐，加餐食物最好是牛奶（酸奶）、鸡蛋、水果、干果等高热量、高蛋白食物。

③ 可多选用如糙米、薏苡仁、绿豆、西红柿、黄瓜、丝瓜、白萝卜、绿豆芽、百合、香菇、金针菇、猴头菇、鸡肉、猪瘦肉、鲫鱼、泥鳅、海带、黑木耳、银耳、牛奶、豆浆、莲子等食物。

肝癌患者化疗期间怎么吃?

① 化疗期间患者饮食宜清淡、易消化、温凉的食物，忌刺激性大、油腻、过甜、过冷、过热的食物。

② 每天少食多餐，将食物分成5~6小份，分5~6次食用，化疗前2h进食。

肝癌患者手术后怎么吃?

① 肝脏手术后，胃肠道功能恢复之前需禁食一段时间，此期间通过肠外营养支持维持营养。

② 恢复经口进食后（术后2~3天）应循序渐进增加营养。开始一般从无脂流食如米汤、面汤开始，适应后过渡到低脂半流食如白米粥、面条、米粉

等，再到软食，再慢慢过渡到普食。少量多餐，每天5~6餐。烹饪方式宜采用蒸、煮、氽、炖。

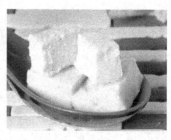

③ 疼痛和腹胀等导致食欲不好的患者可以请医生开一些控制症状的药物，如镇痛药、消化酶、益生菌等。

④ 恢复期患者应选择蛋白质、维生素丰富且低脂的食物，才不增加肝脏负担，有利于肝细胞修复。鱼虾、鸡蛋白、鸡肉、豆腐、酸奶及多种新鲜蔬菜水果等都是此阶段适合的食物种类。

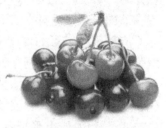

⑤ 肝癌手术后患者应戒酒，忌油腻、腌制、粗硬及刺激性食物，如油炸薯条、整粒大豆、干辣椒等。避免吃对肝功能有损害的食物，如发霉、含有人工合成的香精、色素的熟食、饮料等，可多选用如玉米、芦荟、莴苣、菱角、芹菜、南瓜、山药、草莓、樱桃、西瓜、大枣、柠檬、鸡肉、海参、海带、鸡蛋、牛奶、豆浆、豆腐、莲子、枸杞子、芡实等食物。

专家提示 肝癌患者术后饮食调理非常重要

肝脏参与多种营养物质的加工、血糖调节、分泌胆汁、解毒等。手术可造成肝功能损伤，消化功能减弱、食欲减退等副作用。通过饮食调理等措施可改善患者的营养状况，促进肝细胞修复，减少手术并发症。

肝癌介入治疗患者怎么吃？

① 进食高蛋白、高热量、高维生素、低脂易消化饮食，戒烟酒。

② 术前禁食禁饮4h，以免因手术中的化疗药物所致呕吐导致窒息。

③ 血管性介入治疗者（如肝动脉插管栓塞治疗），术后4h，应进食清淡易消化饮食，少量多餐，保证蛋白质和碳水化合物的供给。患者每天应饮水或摄入液体2500~3000ml，保持口腔卫生，给用温盐水含漱口。

④ 非血管性介入治疗（如射频消融、微波消融、酒精消融等）者，治疗后2~4h进流质饮食如稀藕粉、米汤等。以后根据耐受情况逐渐改为半流质如鸡蛋羹、瘦肉米粥等，再到饮食、普食，注意增加高蛋白和高热量食物，保证营养供给。

肝癌患者肝功能受损时怎么吃？

① 摄入足够的能量有助于改善患者的营养状况，满足人体及脑组织代谢需要，减少体内组织蛋白分解，促进肝功能恢复。

② 肝功能衰竭时，肝脏不能及时清除体内蛋白质分解产生的氨，导致血氨升高，引发肝性脑病。为减轻患者的中毒症状，应限制蛋白质的摄入，每日蛋白质的摄入量应限制在50～55g。同时应注意蛋白质的来源，避免食用含芳香族氨基酸丰富的食物（如带皮的鸡肉、猪肉、牛肉、羊肉等），增加支链氨基酸的摄入（如牛奶、黄豆、大枣等）。

③ 限制脂肪的摄入，每日适宜摄入量为30～40g，若为胆汁淤积性肝硬化，应采用低脂、低胆固醇的膳食如鱼肉、去皮鸡肉、豆腐等。

④ 肝功能严重受损者常会出现厌食、食欲缺乏、消化吸收障碍，应进食易消化的低脂半流食，少量多餐，减轻肝脏和胃肠负担，适当增加新鲜蔬果汁、山楂片等，或者通过口服肝病适用型肠内营养制剂以提高营养素摄入。

⑤ 肝功能障碍常导致多种维生素摄入吸收不良，多摄入富含维生素的食物特别是富含维生素C的食物如猕猴桃、橙子等。

⑥ 肝损伤的患者应戒烟酒，忌油腻刺激性食物，慎用一切需在肝脏代谢，可能影响肝功能的药物和食物，如发霉的、烟熏的、腌制、高温、烧烤、油炸食物及含有人工合成的香精、色素的熟食、饮料等。

肝硬化伴腹水者怎么吃？

严格限制钠和水的摄入是治疗肝硬化腹水的重要措施，应根据腹水的多少分别采用少盐、低盐、无盐或少钠膳食，每天食盐量不超过2g，严重水肿时宜无盐膳食，钠限制在每天0.5g左右，禁用含钠多的食物，如加碱的馒头、面条、油条、咸肉、咸菜以及油菜苔、芹菜等。同时宜限制液体入量，供给标准应少于1000ml/d。如出现明显的稀释性低钠血症则应控制在500ml/d以内。即使腹水消退，仍需控制钠、水入量，以减轻机体代谢负担。

 专家解答　为什么肝硬化伴腹水患者不能摄入高钠？

肝硬化腹水是肝功能失代偿期最突出的临床表现，主要由门静脉高压、血浆胶体渗透压下降和有效血容量不足所引起。每克钠可潴留200ml水，严重病例，即使在临床大量使用利尿药的情况下也不能抵消摄入高钠饮食所致的钠水潴留，故限制钠盐的摄入比限制水的摄入更重要。通过限制钠和水的摄入，部分患者可产生自发性利尿，使腹水减退。

肝硬化伴食管-胃底静脉曲张者怎么吃？

① 膳食以细软、易消化、少刺激、少纤维、少产气的软食或半流质膳食为主，避免一切生硬和粗糙的食物。

② 烹调方法上，尽量采用蒸、煮、汆、烩、炖、熬等烹饪方式，使制成的食品柔软、易消化。忌用油炸、煎、炒等烹饪方式，忌用坚果、有刺激性食物，防止食管-胃底静脉曲张破裂出血等。避免食用生的蔬菜、水果和产气的食品。

③ 为满足机体对矿物质和维生素的需求，可将蔬菜和水果做成菜汁和果汁，必要时可补充复合维生素矿物质制剂。

肝癌患者的饮食宜忌有哪些？

① 宜进食易消化食物：肝癌患者多有食欲减退、恶心、腹胀等消化不良的症状，故饮食宜易消化，如鲜橘汁、果蔬汁、面条、小米粥、酸奶、鸡蛋羹、豆腐等。

② 进食切勿过凉、过热、过饱。

③ 宜食开胃的清淡食物，如杏仁露、藕粉、玉米糊、金橘饼、山楂糕等食物，忌食重油肥腻食物。

④ 宜进食益气养血食物：肝癌术后多因伤及气血而致全身乏力、四肢酸软、食欲缺乏、自汗，应以益气养血为主。可食用鲫鱼、乌鸡、桂圆、银耳、甲鱼等。

⑤ 肝癌出现腹水时，忌食含盐较多的食物。

⑥ 凝血功能低下，特别是有出血倾向者，忌蝎子、蜈蚣，以及具有活血化瘀作用的食物和中药。

康复期肝癌患者怎么吃？

① 平衡饮食：肝癌患者消耗较大，必须保证有足够的营养，可采用充足能量、适量蛋白、高维生素、适量脂肪的膳食。衡量营养状况的好坏最简单的方法就是能否维持体重，而要使体重能维持正常的水平，最好的办法就是平衡膳食的基础上确保摄入充足的热量。

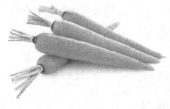

② 脂肪、碳水化合物与蛋白质：脂肪摄入量不宜太高，过多的脂肪沉积于肝内，会影响肝糖原的合成，使肝功能进一步受损，脂肪应占总热量的25%，以每天不超过50g为宜，应选择易消化的植物油等。食欲差，进食量少，如果没有足够量的平衡膳食，则必须提高膳食的热量，可选择甜食如蜂蜜、蜂王浆、蔗糖以及奶油等。应多吃富含蛋白质的食物，尤其是优质蛋白质，如瘦肉、蛋类、豆类、奶类等，高蛋白饮食有利于肝细胞的再生、修复。但是在肝癌晚期，肝功能不好时，应控制蛋白质的摄入，以免过多进食蛋白质诱发肝性脑病。

③ 维生素：维生素A、维生素C、维生素E、维生素K等都有一定的辅助抗肿瘤作用。维生素C主要存在于新鲜蔬菜、水果中。胡萝卜素进入人体后可转化为维生素A，所以应多进食含维生素丰富的食物如动物肝脏、胡萝卜、菜花、黄花菜、白菜、无花果、大枣等。同时还应多吃些新鲜蔬菜和水果，如萝卜、南瓜、竹笋、芦笋、苹果、乌梅（去核）、猕猴桃等。

④ 酒精在肝脏中分解代谢，对于肝脏功能已严重受损者来说，饮酒会加速肝癌的进展，缩短寿命，因此应禁止饮酒。

⑤ 宜适当选用增强免疫力食物，如灵芝、黑木耳、银耳、香菇、蘑菇等菌菇类食物。

推荐食谱

山药扁豆粥

用料：山药30g，扁豆10g，粳米100g。

做法：将山药洗净，去皮切片；扁豆煮半熟加粳米、山药煮成粥。

功效：健脾化湿，适用于晚期肝癌脾虚、泄泻等。

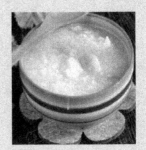

白术田螺兔肉饮

用料：白术15g，大田螺20个，兔肉300g，盐适量。

做法：白术切片。大田螺用清水去泥，再用沸水烫死取螺肉。兔肉洗净切块。将白术、螺肉、兔肉放锅中，加清水适量，文火炖2h，和盐调味，饮汤或佐膳。

功效：健脾利水，清肝解毒。

鲫鱼三七红枣汤

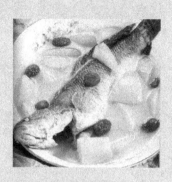

用料：鲫鱼1条，三七、陈皮各15g，大枣2个，姜片、食用油、料酒、盐各适量。

做法：（1）鲫鱼去鳞，去内脏，去鳃，洗净，切块；三七、陈皮分别洗净；大枣洗净，去核。

（2）锅置火上，放入食用油、姜片，油热后放入鲫鱼，两面煎至金黄，加入适量水和料酒。

（3）再放入三七、陈皮、大枣和姜片，大火煮沸后转小火煲30min，加盐调味即可。

功效：适用肝癌患者。

燕麦赤小豆粥

用料：薏苡仁、燕麦仁各30g，大米50g，赤小豆20g，冰糖适量。

做法：（1）薏苡仁、赤小豆分别洗净，薏苡仁浸泡2h，赤小豆浸泡6h；燕麦仁、大米洗净，分别浸泡30min。

（2）锅置火上，放入薏苡仁、赤小豆和适量水，大火烧沸后改小火，再放入大米，小火熬煮。

（3）待粥煮到八成熟时，放入燕麦仁，继续熬煮；待粥熟烂时，放入冰糖，搅拌均匀即可。

功效：适用于肝癌患者，对肝癌患者的肝脏起到保护作用。

水果香豆奶

用料：苹果1/4个（约50g）、猕猴桃1/2个（约50g）、香蕉1/2根（约50g）、豆浆100ml、梅子浆1大匙、啤酒酵母粉1大匙。

做法：所有水果洗净去皮切小块，放入果汁机内，加入豆浆和梅子浆，打成略带颗粒状的果泥，倒入杯中后，加进啤酒酵母粉拌匀，即可饮用。

功效：改善口腔不适，增进食欲，帮化消化。

> ### 香菇山药粥
>
> **用料**：胚芽米1/2量米杯（约60g）、干香菇1～2朵（约30g）、山药100g、胡萝卜20g、盐1小匙。
>
> **做法**：所有食材洗净，胚芽米泡水2h，香菇浸水泡软备用，胡萝卜去皮、香菇各切丁状，山药去皮切方块状，将所有材料放入电饭锅内，内锅加5杯水，外锅加1.5杯水，煮至开关跳起，加盐调味，续闷20min，即可食用。
>
> **功效**：健脾补胃，增强体力，提高免疫力。

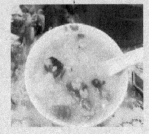

第二节　胃癌患者

做胃镜检查前后怎么吃？

① 检查前一天晚餐：20:00前可正常进食易消化食物，避免吃较硬及纤维多的食物，或饮用整蛋白型营养液代替晚餐。检查当天早餐禁食。

② 检查后1h：可选用无渣半流，如温牛奶、大米粥、蛋羹、蛋花细面条（粥）。

③ 午餐及晚餐：采用无渣半流质饮食。如蛋花细面条（粥）、鸡茸或肉茸或鱼茸面条（粥）、蛋羹、大米粥、蛋软饼、小花卷、小馒头、小云吞、清炖嫩豆腐、肉末豆腐、清蒸鱼等。

④ 检查后第一天：可恢复原饮食，但最好先用软食或半流食，须避免纤维多的蔬菜、水果、豆类、煎炸、坚硬的食物以及辛辣、糖醋等刺激性食物。

专家解答 为什么胃癌患者要做胃镜检查？

胃镜检查能直接观察到被检查部位的真实情况，更可通过对可疑病变部位进行活检病理学及细胞学检查，以进一步明确诊断，是上消化道病变的首选检查方法。

钡餐检查前后怎么吃？

（1）钡餐检查前

① 检查前1天晚餐可照常进食（少渣饮食为宜），检查前一日晚7时起禁食禁水。

② 检查前3天禁食不透X线的食物，如铋剂以及含钙或重金属的药物。

（2）钡餐检查后

① 应多饮水。

② 适当高纤维素饮食（多食蔬菜、水果、香蕉等）。

③ 鼓励患者适当活动。

④ 必要时服用缓泻药（如蓖麻油、麻油等）。

⑤ 在医生指导下控制镇痛药、镇吐药使用。

⑥ 检查当天会腹泻或排泄出白色钡便，腹部并有憋胀感，到了24h后还未排泄钡便或腹部仍有憋胀感时，就要询问医师。

 专家解答 为什么胃癌患者要做钡餐检查？

X线气钡双重造影可发现较小而表浅的病变，如同日进行B超、胃镜、钡餐等检查时，钡餐检查应最后进行，以免影响其他检查。

腹部超声检查前后怎么吃？

腹部B超检查应空腹，目的是为了减少进餐后食物对超声影像结果的判断，只要检查当日不吃早餐即可。

 专家解答 为什么胃癌患者要做腹部超声检查？

腹部超声主要用于观察胃的邻近脏器受浸润及淋巴结转移的情况。

胃癌患者手术前怎么吃？

胃癌术前的主要饮食原则：以易消化的半流质或流质饮食如面条、大米粥、花卷、鸡蛋羹、牛奶、豆腐、鱼丸、鱼片、肉丸等为主，含蛋白质、维生素较丰富的烹调较烂的食物，以减少胃肠道内残渣。如有幽门梗阻等症状时，应在术前禁食禁饮，根据医嘱进行静脉补液，补充足够的能量，改善营养状况，提高手术的耐受性。术前禁食禁饮时间遵照医嘱执行。

胃癌患者手术后怎么吃？

① 术后禁食禁饮，应注意有无腹胀及肠蠕动情况，待肠蠕动恢复肛门排气（即放屁）后，医师会试行夹闭胃管观察，如无不适，才能拔出胃管。

② 待肛门排气后遵医嘱逐步恢复饮食，宜采用"循序渐进，少量多餐"的原则，并注意有无腹痛、腹胀、腹泻等胃肠道症状。一般于术后24～48h内完全禁食，待肠蠕动恢复后拔出胃管当日可饮少量水或者米汤；如无不适，第2天可进半量流质饮食，如肉汤，鸡汤等，每次50～80ml；第3日可进全量流质饮食，每次100～150ml，进食后无不适，第4日可进食半流质饮食，如面条、稀饭。开始时每日5～6餐，逐步恢复至正常饮食，一般术后10天左右即可进食软食。不要吃容易产气的食物，如牛奶、干豆等，以及含粗纤维多的食物，如芹菜、豆芽、洋葱等。忌生、冷、硬和刺激性食物，若术中留置胃肠管者，医师早期可能先给予糖盐水，如无不良反应医师会根据病情要求给予肠内营养液，遵循"由少到多，由稀到稠"的原则，并及时观察胃肠道耐受情况，再根据病情及时调整肠内营养方案。

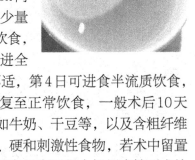

③ 胃切除术后的患者因胃容积减少，进食后有时会伴随一些不良反应，如倾倒综合征、低血糖等。倾倒综合征主要表现为进食后腹胀、腹痛、呕吐、出汗等，常发生在进食后15～30min，与胃容量缩小、幽门失控后大量食物快速进入空肠有关。低血糖常发生在餐后2h左右，表现为心悸、头晕、出冷汗等，原因为糖类吸收过快导致胰岛素快速升高，继发性血糖下降。通过调整饮食习惯可以大大减少这两种合并症的发生，主要的预防措施如下。

a.少食多餐：开始宜少食多餐，每天进餐6～7次，以保证主食数量和热量的摄入。

b.干稀分食：进餐时只吃较干食物，在进餐前30min、餐后45min喝水或液体食物，以减慢食物进入小肠的速度，从而减少倾倒综合征的发生。

c.注意体位：进餐时采取平卧位，细嚼慢咽，餐后斜卧20～30min可减轻不适症状。

d.低糖饮食：术后早期禁用精制糖加工成的甜饮料如甜果汁、甜点心、蛋糕等，每日主食少于2两，宜选用含可溶性纤维多的食物如小米粥、魔芋挂面等，以延缓糖吸收，减少低血糖的发生。

④ 食物选择精细米面，避免含粗纤维多的食品如粗粮、芹菜、韭菜、豆芽、笋等，多选择瓜果类蔬菜如南瓜、茄子、西红柿、黄瓜等，多选择含优质蛋白质丰富的食物如鸡鸭鱼类、鸡蛋、豆腐等。

 专家解答　什么是倾倒综合征？发生了怎么办？

倾倒综合征是由于胃大部分切除后，失去对胃排空的控制，导致胃排空过速所产生的一系列综合征。

早期倾倒综合征多于术后1～3周开始进食时发生，症状出现在餐后1h之内，而禁食状态下则无症状出现，流质以及富含糖类的食物尤其不易耐受，症状的程度轻重不同，临床症状可分为全身性躯体症状和胃肠道症状。全身性躯体症状有：头晕、心悸、心动过速、极度虚弱、大量出汗、颤抖、面色苍白或潮红，重者有血压下降、晕厥。胃肠道症状：上腹部温热感、饱胀不适、恶心、呕吐、嗳气、肠鸣、腹泻，有时有排便急迫感。通常持续1h左右可自行缓解，餐后平卧可避免发作。

晚期倾倒综合征多于术后半年以上发病，于餐后1～3h出现低血糖症状，如软弱无力、饥饿感、心慌、出汗、头晕、焦虑甚至精神错乱、晕厥。出现症状时稍进饮食，尤其是糖类即可缓解。饮食中减少碳水化合物含量，增加蛋白质含量，少量多餐可防止其发生。

胃癌患者的饮食禁忌有哪些？

① 不宜食用含粗纤维多的食品，如粗粮、干黄豆、茭白、竹笋、雪菜、芹菜、韭菜、藕、黄豆芽、金针菇以及坚硬食物如火腿肠、香肠、蚌肉等。

② 宜选用营养价值高、质软食物，如牛奶、鸡蛋、豆制品、鱼、面粉、大米、藕粉、嫩猪瘦肉等。

③ 不宜食用产气多的食物，如生葱、生蒜、生萝卜、洋葱、蒜苗等。

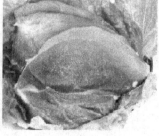

④ 忌食用强刺激胃酸分泌的食品和调味品，如浓肉汤、肉汁、味精、香料、辣椒、咖喱、浓茶、浓咖啡和酒等，食品不宜过分地加调味品、过冷、过热、过硬、过酸、过甜和过咸。

⑤ 忌暴饮暴食，忌进食过快，忌烟酒。

⑥ 避免过油及过于粗糙的食物，如炸鸡、油条等油炸食物。

⑦ 烹调方法宜选用蒸、煮、氽、烧、烩、焖等方法，不宜采用爆炒、滑溜、干炸、生拌、烟熏、腌腊等方法。

康复期胃癌患者怎么吃？

① 应逐渐过渡，从稀到稠，从少到多，从低热量到高热量，少食多餐。应养成良好的饮食习惯，规律进食时间，坚持少食多餐以每天5～6餐为宜；主食与配菜应选软烂且易消化的食物，每餐少吃一点，以适应胃容量小的特点，千万不可暴饮暴食，同时应注意饮食卫生。从流质开始（米汁、蛋花汤、藕粉、牛奶、蛋羹等），到半流质（如稀饭、混沌、麦片、面条等），最后过渡到普通饮食。一般术后1周左右进半流食，术后1个月左右可恢复普通饮食。

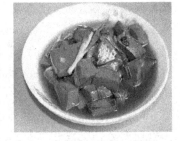

② 细嚼慢咽，促进消化。患者手术后，胃的研磨功能缺乏，所以牙齿的咀嚼功能应扮演更重要的角色，对于较粗糙不易消化的食物，更应细嚼慢咽；如要进食汤类或饮料，应注意干稀分开，并尽量在餐前或餐后30min进汤类，以预防食物过快排除影响消化吸收；进食时可采取半卧位，或进餐后侧卧位休息以延长食物的排空时间，减少倾倒综合征的发生。

③ 有选择性地补充营养。

a. 摄入过多，易引起高渗性倾倒综合征。因此，糖类应适当控制，糖类供能应占总热量的50%～60%，避免摄入甜食，应以淀粉类食物为主。

b. 补充高蛋白饮食，选择易消化、氨基酸种类齐全的食物，如鸡蛋、鱼、虾、瘦肉、豆制品等，蛋白质供能占总能量的15%～20%，或按每千克体重1.0～1.2g的标准给予。

④ 提高维生素和矿物质的摄入量。适当选用动物肝脏、新鲜蔬菜等，提高各种维生素、矿物质的获取量。需要注意的是，胃手术后，患者易发生缺铁性贫血，因此可适当食用瘦肉、鱼、虾、动物血、动物肝、蛋黄、豆制品以及大枣、绿叶菜、芝麻酱等富含蛋白质与铁质的食品，防止贫血。

推荐食谱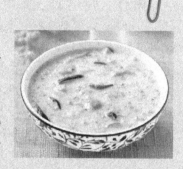

冬菇鸡肉粟米羹

用料： 冬菇5个，粟米片30g，鸡肉适量，葱1根。

做法： 将冬菇浸软，洗净，切成细粒，粟米片用清水适量调糊；鸡肉洗净，切成粒；葱去须洗净，切成葱花。把粟米糊放入沸水锅内，文火煮5min后，放鸡肉、冬菇粒，煮3min，放葱花调味，再煮沸即可。

功效： 健脾养胃，益气养血之功。适用于胃癌属气血两虚者，食欲缺乏，胃脘隐痛，体倦乏力等病症。

大蒜鳝鱼煲

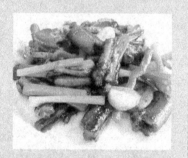

用料： 鳝鱼500g，大蒜30g，三七末15g，生姜2片，调味料适量。

做法： 将大蒜洗净，拍碎；鳝鱼去肠脏，洗净，切段；姜洗净。起油锅，放入鳝鱼、蒜头、姜片爆过，加清水适量，转用瓦锅，放入三七末，加盖文火焖1h，水将干时，放调味料即可。

功效： 此菜有健脾暖胃，消积止痛之功。适用于胃癌、胰腺癌疼痛者。

枸杞瘦肉甲鱼汤

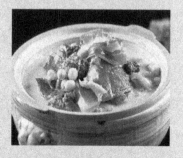

用料： 枸杞子40g，猪瘦肉150g，甲鱼500g，食盐等调味品适量。

做法： 将枸杞子洗净，猪肉切细丝，甲鱼去内脏并切块。3味放入锅内，加水适量炖煮，撒食盐等调味，佐餐。

功效： 滋阴养血、补益肝肾功效，治疗肿瘤术后体弱、贫血等。

加味栗子炖牛肉

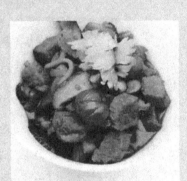

用料：牛肉500g，栗子100g，大枣3个，补骨脂15g，食用油、葱花、姜末、酱油、盐各适量。

做法：将补骨脂水煎2次，合并药液500ml；牛肉洗净切块，用开水焯3min，去血水，捞出洗净；栗子去壳，煮熟；大枣洗净；锅置火上，放入食用油，煸香葱花、姜末，放入牛肉，加补骨脂煎液、栗子、大枣，小火炖至熟烂，加盐、酱油调味即可。

功效：适用胃癌放疗、化疗后的毒副反应及白细胞减少等不适。

圆白菜燕麦粥

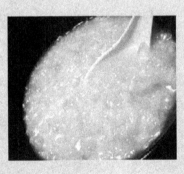

用料：圆白菜100g，燕麦片60g，大米20g，葱末、盐、香油各适量。

做法：圆白菜洗净，切碎；燕麦片、大米洗净，分别浸泡30min；锅置火上，放入燕麦片、大米和适量水，大火烧沸后改小火，熬煮成粥；放入圆白菜，煮至八分熟，加盐调味，撒上葱末，淋上香油即可。

功效：养胃、益脾、清肝，适用胃癌患者。

柴鱼豆腐

用料：毛豆20g、枸杞子10g、盒装豆腐150g、柴鱼片10g，生抽1大匙。

做法：毛豆洗净；枸杞子氽烫备用；将毛豆和豆腐放进盘子内，以中火蒸5～10min，倒出盘中水分；将柴鱼片和枸杞子撒在豆腐上面，淋上生抽，即可食用。

功效：促进食欲，增强免疫力。

第三节 大肠癌患者

CT、核磁共振检查前怎么吃?

检查前一天,需要进食一些容易消化的食物,像稀饭、面条等,多喝水,保持大便通畅。

腔内B超检查前怎么吃?

① 检查前两天进食少渣饮食,前一天进食流质饮食如米汤、面汤、稀藕粉等,可口服蓖麻油或其他缓泻药。

② 检查前2h温水灌肠1～2次,以清除肠内与肠壁残渣。

大肠癌患者做肠镜检查前后怎么吃?

① 饮食准备的头2天进食无渣或少渣半流质饮食,如稠粥、面条、菜泥等,要清淡、易消化。食物宜凉至微温再食,以免烫伤消化道。

② 饮食准备的第3天早餐、中餐均进食无纤维流质(如大米粥、婴儿米粉、不加糖的薄藕粉、蒸蛋等),晚餐进食清淡无渣流质(如清米汤、果子水、去渣菜水、去油去渣肉汤)。

③ 检查当日禁食。

④ 做完肠镜后如无特殊,两三天内以半流质为主,可以吃烂糊面,鱼、鸡蛋等。不要吃过辣的、过甜的、生冷油腻的食物。

钡灌肠造影检查前后怎么吃?

① 造影前2天不要服含铁、碘、钠、铋、银等高密度药物。

② 造影前1天不宜多吃含膳食纤维丰富的食物和不易消化的食物。

③ 造影前1天晚上,吃少渣饮食如豆浆、面条、稀饭等。

④ 造影当天早晨禁食,包括开水、药品。

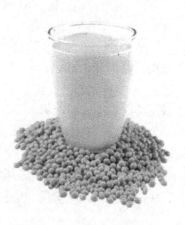

⑤ 检查前排空大便，并做清洁洗肠，再去做钡灌肠。

⑥ 检查后饮食宜清淡、易消化，不要吃辛辣刺激性食物。

 什么是钡灌肠造影检查?

钡灌肠造影检查主要是用来诊断结肠病变的一种方法，即从肛门插入一个肛管、灌入钡剂再通过X线检查，诊断结肠肿瘤、息肉、炎症、结核、肠梗阻等病变。

大肠癌手术前怎么吃?

① 术前3天指导患者低渣半流质饮食，主食稀饭或面条，忌粗纤维食物如芹菜、韭菜、豆芽等。

② 术前1天流质饮食，如米汤、果汁、菜汤等。

③ 术前晚12时开始禁食禁饮或遵医嘱。目的是减少肠道粪便量，空虚肠腔。

大肠癌手术后怎么吃?

① 术后早期需禁食，待肠道功能恢复，开始先饮水，随后逐渐过渡至清流食、流食、半流食、软食。每餐可由50ml开始，逐渐增加至200～300ml。过渡期饮食一日最少5～6餐。不能急于求成，也不宜过于小心谨慎，否则都会对康复造成不利影响。

② 饮食过渡一般遵循以下要求。

第一步，清流食：30～50ml起始，逐渐加量至100～150ml。一般1～2天左右。

第二步，流食：可进食米汤、藕粉、杏仁霜、米糊、菜果汁、肠内营养素。50ml起始，逐渐加量至100～150ml。此阶段一般持续2～3天，避免牛奶等产气的食物。

第三步，少渣半流食：可进食大米粥、烂面条、面片、馄饨、土豆泥、鸡蛋羹、酸奶、豆腐脑、瘦肉泥丸子及瓜果类蔬菜（西红柿、冬瓜、南瓜、西葫芦、茄子去皮）、果泥、肠内营养制剂。由100ml起始，逐渐加量至150～200ml。此阶段一般持续1～2周。此期应少食膳食纤维多的蔬菜、水果，并注意避免生萝卜、洋葱、红薯、豆类、牛奶等产气的食物。

第四步，半流食或软食：可进食发糕、面条、面包、软饭、瘦肉丸子、水煮蛋、少渣蔬菜（菜花、生菜等嫩的绿叶菜）及水果，150ml起始，逐渐加量至200～300ml。此阶段一般持续至术后1个月左右，若无明显腹泻、腹痛等症状，则可逐渐过渡到普食。3个月之内饮食注意清淡易消化，避免刺激性、粗纤维多及油腻的食物，如辣椒、胡椒、芹菜、蒜苗、竹笋、干豆、肥肉、油条、奶油蛋糕等。

③ 如果饮食过渡太慢、体重下降过快或腹泻较严重，可以找医师或营养师咨询如何改善营养。病情需要时可选用少渣的半流食或非纤维型的肠内营养制剂。

④ 术后早期容易发生肠功能紊乱，常见的表现是腹泻，一般术后3～6个月内逐渐缓解，无需特殊处理，饮食上可增加蔬果汁及平菇蔬菜汤以补充电解质，可适量增加苹果泥、山药粥、蛋黄粥等有一定收敛作用的食物，同时注意减少摄入多渣蔬菜，多选择瓜果类蔬菜如茄子、豆角、丝瓜、黄瓜（去皮）、西红柿等或使用蒙脱石散（思密达）等轻度止泻药。

⑤ 避免强烈的甜味及盐分，防消化液分泌过多。过冷和过热的饮食也应不吃为好。

⑥ 进食时，先吃固形物，后吃液状食物，以避免早饱。如先吃米饭、蔬菜等，然后再饮用牛奶、肉羹汁等。

⑦ 结肠切除手术患者易发生维生素C、维生素B_{12}、叶酸等缺乏，可适量补充。

大肠癌患者化疗期间怎么吃？

① 给予高蛋白、高维生素、高热量的清淡、易消化食物，少量多餐，注意食物的多样化，忌刺激性大、油腻、过甜、过冷、过热的食物。

② 大肠癌化疗期间可能会出现血象下降，白细胞减少，饮食上应全面补充营养，多食肉鱼蛋奶豆以及新鲜的蔬菜水果，可配合多食乌骨鸡、排骨、肝脏、动物血、阿胶、花生米、大枣等补血食物。

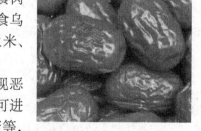

③ 化学治疗损伤胃肠道黏膜，可出现恶心、呕吐、上腹疼痛、食欲缺乏等。此时可进食开胃食品，如山楂、扁豆、山药、香菇等，同时要少食多餐，避免饱食感。进食要细嚼慢咽，饭后1h不要平卧，化疗前1h不要进食水，进食时如恶心呕吐可口服鲜姜汁3～5ml。

④ 宜食含纤维素丰富的食品如新鲜蔬菜和水果，可以使大便有一定的容量，既可以防止便秘，又在一定程度上防止腹泻，并且能保持每日排大便。多饮水和汤液也可以保持大便通畅，有利于肠道疾病的康复。

大肠癌患者放疗期间怎么吃？

① 大肠癌患者放疗期间可多选用绿豆、西红柿、黄瓜、丝瓜、苦瓜、百合、苹果、橙子、鸡肉、猪瘦肉、鲫鱼、海带、黑木耳、银耳、莲子等食物。

② 大肠癌放疗常致放射性肠炎导致腹泻，可以采用一些止泻药控制症状，同时适当调整食物的种类也可以部分改善症状。

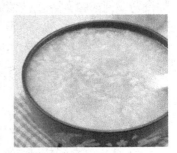

③ 严重腹泻期：应暂时禁食，静脉输液纠正水和电解质紊乱。

④ 腹泻好转期：从浓米汤、淡茶水、藕粉、杏仁茶、苹果泥开始，根据症状逐渐过渡至半流食，如大米粥、南瓜粥、蛋黄粥、肉末蔬菜粥、鸡蛋龙须面、白面包、鱼羹、胡萝卜泥、土豆泥、蒸蛋羹、豆腐脑、酸奶、蔬果汁等。少食高脂、甜食、甜味剂及粗纤维多、刺激性食品。

⑤ 腹泻恢复期：给予低脂少渣软食，尽量减少对肠道的刺激，禁食油腻、生冷、粗纤维及产气多的蔬菜果、粗粮，如糙米、全麦面包、肥肉、蒜薹、芹菜、豆芽、豆类、菠萝等，可食含细纤维素多的食物如白面、山药、土豆、鸡蛋羹、酸奶、豆腐脑、去皮西红柿、冬瓜、生菜、苹果等。

 专家提示 **腹泻是盆腔放疗时最常见的急性反应**

大约24%的患者在接受盆腔放疗联合5-FU静脉化疗时出现严重或危及生命的腹泻。腔内放疗耐受性较好，大约35%患者出现轻微的直肠出血，20%患者出现里急后重。通常这些症状可以改善。大约75%患者腔内放疗后出现溃疡，但大多数患者无症状且可以自愈。

肠造口患者怎么吃？

① 当尝试某种新食物时，一次不要吃太多，如无不良反应，下次可稍多吃些。

② 少食产气的食物，如洋葱、圆白菜、豆类、碳酸饮料等。

③ 少食产异味的食物，如芦笋、木瓜、烤豆、大蒜等。

④ 避免食用容易引起便秘的食物，可以多饮水，多食新鲜水果和蔬菜。

⑤ 避免食用容易引起腹泻的食物，如咖喱、椰汁、酒类、油炸食品等。

大肠癌患者的饮食宜忌有哪些？

① 宜清淡饮食，少量多餐。

② 禁忌烈性酒、辛辣、燥热、刺激性食物。

③ 忌食硬果类、干豆类。

④ 禁忌高脂肪饮食及低纤维食物。

⑤ 禁忌油炸、熏烤及腌制食物。

康复期大肠癌患者怎么吃？

大肠癌手术后由于肠管变短等原因，致使患者对饮食耐受下降，食物摄入减少，食物的消化吸收受到影响，带来的后果就是营养不足。解决的办法就是增加进餐的次数，通过加餐增加营养摄入。

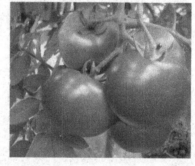

① 术后至出院后2个月左右内，每日饮食6～7次，以后次数逐渐减少，出院后4个月到1年左右每天饮食可维持4～5次，直至手术后胃肠功能完全恢复，可以正常平衡饮食，保证蛋白质、能量和维生素的摄入。

② 饮食以清淡、易消化为主，应增加优质蛋白质，以鱼类、蛋类为主每日保证4份蛋白质（包括1个鸡蛋、1袋牛奶或酸奶、50～100g瘦肉或鱼虾、100～150g豆腐）。

③ 以蒸、煮为主，减少煎炸类食物。可多选用如紫米、西兰花、菜花、大白菜、油菜、菠菜、山药、南瓜、香菇、黑木耳、扁豆、苹果、香蕉、三文鱼、鳗鱼、鲈鱼、豆浆、牛奶等食物。

④ 多吃新鲜蔬菜、水果，补充天然维生素的摄入，如西红柿、胡萝卜等。

⑤ 尽量减少腊鱼、腊肉、泡菜、卤菜等食物摄入，还应注意少吃红肉及加工肉如香肠、火腿等及动物脂肪含量高的食物如肥肉等。

⑥ 无需忌口，忌烟酒。

绿豆百合汤

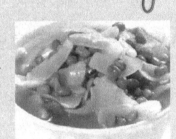

用料：绿豆50g、百合30g、大枣10枚。

做法：先将绿豆、百合、大枣浸泡洗干净，大枣去核，同放入砂锅内，加水适量同煎煮至绿豆开花，百合烂即可。

建议：结直肠癌化疗后食用。

无花果瘦肉汤

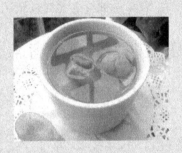

用料：无花果（干品）100g、猪瘦肉200g，盐适量。

做法：以上食材加水适量，放入砂锅内，隔水炖熟，盐调味即可。每日服2次。

功效：养胃理肠、清热解毒，适用于肠癌出血者。

香蕉蔬菜粥

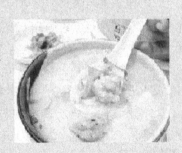

用料：香蕉、绿色蔬菜各100g，粳米70g，食盐适量。

做法：香蕉去皮捣为泥，蔬菜切成丝，粳米煮粥至熟时，加入香蕉泥和蔬菜煮沸后加入食盐。每天早餐服食即可。

功效：润肠通便，可缓解肠癌便秘。

黑芝麻瘦肉汤

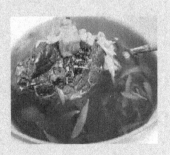

用料：黑芝麻20g，猪瘦肉250g，胡萝卜1根，盐适量。

做法：黑芝麻炒香，碾成末；猪瘦肉切块，用开水焯2min，去血水，捞出洗净；胡萝卜洗净，切块；将猪瘦肉和胡萝卜放入砂锅中，加入适量水，大火煮沸后转小火煲1h，加盐调味，撒上黑芝麻。

功效：黑芝麻有润肠通便的功效，能辅助治疗肠道肿瘤患者。

红薯玉米粥

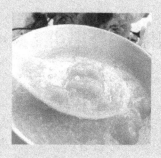

用料：红薯60g，玉米糁50g。

做法：红薯去皮洗净，切小块；玉米糁洗净；锅置火上，放入玉米糁、红薯和适量水，大火烧沸后改小火，熬煮成粥即可。

功效：含有丰富的膳食纤维，适合康复后大肠癌患者食用。

虾仁西葫芦

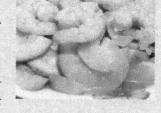

用料：西葫芦250g，虾仁50g，蒜末、盐、食用油、白糖、水淀粉各适量。

做法：虾仁洗净，去掉虾线，用沸水焯熟，备用；西葫芦洗净切片；锅中放油烧热后，煸香蒜末，再放西葫芦，翻炒片刻；放入焯熟的虾仁，加盐、白糖继续翻炒，加盖略焖一会儿，加入2勺水淀粉勾芡即可。

功效：清热利尿、除烦止渴，适用大肠癌患者。

乌梅葛根汤

用料：乌梅2个，葛根10g，红糖适量。

做法：乌梅、葛根分别洗净；将乌梅和葛根放入砂锅中，加入适量水，大火煮沸后转小火煲30min，加红糖调味即可。

功效：保护肠胃、消除便秘，对大肠癌患者有很好的疗效。

菱角西红柿平菇汤

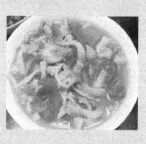

用料：菱角5个，西红柿1个，平菇50g，盐适量。

做法：菱角煮熟，去壳取仁，切块；西红柿洗净，切碎；平菇洗净，切条；将上述食材放入砂锅中，加入适量水，大火煮沸后转小火煲30min，加盐调味即可。

功效：富含维生素、膳食纤维，适合大肠癌患者恢复期，预防复发。

第四节　胰腺癌患者

胰腺内分泌功能检查前怎么吃？

与胰岛素相关的检查如下。

空腹血糖：应隔夜空腹至少禁食 8 ~ 10h，不需要禁饮，测空腹血糖最好在清晨 6:00 ~ 8:00 时抽血，采血前不用降糖药、不吃早餐、不运动。如果空腹抽血的时间太晚，所测的血糖值很难真实反映患者的治疗效果，其结果可能偏高或偏低。

 空腹血糖的参考值及其临床意义

空腹血糖（FBS）的参考值为 3.2 ~ 6.2mmol/L。临床意义：空腹血糖高于 7.84mmol/L（140mg/dl）提示高血糖，高于 8.0mmol/L 以上可出现尿糖，为糖尿病；当空腹血糖低于 2.8mmol/L，提示为低血糖症。如空腹血糖值高于 7.84mmol/L，餐后 2h 血糖值高于 11.2mmol/L（200mg/dl）则可诊断为糖尿病。

CT检查前怎么吃？

检查前一日晚上流质饮食，检查当日早上空腹禁食。检查前 30min 口服 1% 碘水溶液 600ml 以充盈小肠，扫描前再服 200ml 充盈胃和十二指肠，目的使上述解剖结构清楚显示，消除伪影，有利于显示胰腺结构。亦可用水代替碘水溶液。CT 检查前患者需做碘过敏试验，并建立静脉通路以备增强扫描时用。

MRI检查前怎么吃？

检查前患者一般不用空腹。如患者较瘦，可服少量含钆喷酸葡胺（Gd-DTPA）的溶液，或 50% 的硫酸钡溶液，或开水 250ml 作为造影剂充盈十二指肠和小肠上段，以便显示胰腺的轮廓。磁共振胰胆管造影（MRCP）检查前患者最好禁食、禁水 4h，以减少胃肠内液体干扰 MRCP 的图像。

常规经腹二维超声前怎么吃？

检查前准备：检查前禁食8～12h；为了减少胃内食物引起过多气体而干扰超声的传入，检查前一晚应清淡饮食；对腹腔胀气或便秘的患者，睡前服缓泻药，晨起排便或灌肠后进行超声检查，可提高超声诊断正确率。如通过上述方法，胃内仍有较多的气体，胰腺显示不满意时，可饮水500～800ml，让胃内充满液体作为透声窗，便于显示胰腺。

胰腺癌核素显像检查前怎么吃？

由于胰腺显像基础是胰腺功能，任何促进胰腺蛋白（酶）合成，减少胰液排泌的措施均可提高胰腺显像清晰度。一般情况下，患者不宜禁食或饱餐，禁食可降低胰腺蛋白（酶）合成，饱餐加速胰液流失。普食或低脂肪、高蛋白质餐较为合适。

 专家提示 有时可使用普鲁本辛

特殊情况下可使用普鲁本辛等抑制胰液排泌的辅助药，再使用放射性碘标记的核素示踪剂。

胰腺癌术前怎么吃？

① 饮食应清淡易消化、富营养、少刺激性、宜低脂低胆固醇饮食（详见第二章低脂低胆固醇膳食的相关内容），多吃新鲜蔬菜水果。

② 凡有贫血、低蛋白血症者，都应该在术前予以积极的纠正。有营养不良者，术前营养治疗7～14天。

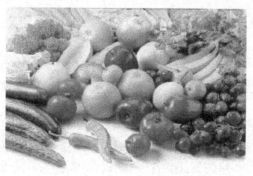

胰腺癌患者手术后怎么吃?

① 胰腺癌手术后一般需禁食一段时间,以使胰腺得到休息。此期间靠肠外营养支持维持。

② 恢复经口进食后,应循序渐进增加营养。开始一般从无脂流质开始,如稀藕粉、米汤、面汤、果汁、绿豆汤等,忌用能刺激胰液分泌及胀气色食物,如浓肉汤、浓鱼汤、鸡汤、牛奶、豆浆、蛋黄等,5~7天,适应后过渡到低脂半流质如米粉、面条、大米粥等、低脂软食,再慢慢过渡到普通膳食。

③ 饮食应限制脂肪,禁用肥肉类、油炸类等食品,适当蛋白类食物,可选择鱼虾、鸡蛋白、去皮鸡肉、豆腐、脱脂酸奶等以满足机体需要,多食用含维生素丰富的食物,如新鲜水果、胡萝卜等。忌用辛辣调味品如辣椒、胡椒、芥末、某些饮料(如浓茶、咖啡、含酒饮料)等。

④ 烹调方法多采用蒸、煮、炖、烩、汆等方式,忌用油炸、煎、炒等方式。少量多餐,每天5~6餐,加餐食品可以选择藕粉等易消化食品。

⑤ 食欲不好时,可在医生指导下给予消化酶。

⑥ 食物摄入不足时,应在医生或营养师指导下补充营养口服肠内营养制剂。

 专家提示 胰腺癌的首选治疗方法为手术切除

胰腺癌首选治疗方法为手术切除,但因多数不能早期发现而致切除率低,为5%~15%。手术会造成患者胰液分泌减少,胰岛素分泌不足,可能导致营养物质消化不良和继发性糖尿病。胰腺癌属放疗不敏感肿瘤,但由于局部晚期病例约占40%,可进行局部放疗,治疗后有30%~50%可缓解疼痛,可一定程度抑制肿瘤发展。胰腺癌对化疗不甚敏感,不少药物的近期疗效低于10%。

胰腺癌患者的饮食宜忌有哪些?

① 忌油腻性食物及高动物脂肪食物:肥肉、花生、核桃等。

② 忌暴饮暴食。

③ 忌饮酒。

④ 忌粗糙纤维多、对肠道刺激的食物:韭菜、芹菜等。

⑤ 忌霉变、油煎、烟熏、腌制食物:咸鱼、油炸食物等。

⑥ 忌酸、麻、辛辣刺激性食物:花椒、胡椒、八角茴香等。

康复期胰腺癌患者怎么吃？

① 进餐要有规律性，少量多餐，一日3～5餐，注意不要不停地进食，包括零食。

② 膳食搭配要合理，注意糖类、脂肪和蛋白质的比例，碳水化合物为主，宜选用精细面粉食品如面条、馒头、花卷、大米粥等，低脂肪和适量蛋白质，选用易消化的蛋白质，如鸡蛋、低脂牛奶、鱼肉等。

③ 烹调方法以煮、炖、蒸为主，少用油煎、炸、爆炒等方法。

④ 可适当服用疏肝理气的食品，如山楂、麦芽、黄芪、紫菜等。

⑤ 可适当服用健脾和胃食品，如山药、薏苡仁等。

推荐食谱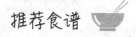

栀子仁枸杞粥

用料：栀子仁5～10g，鲜藕6g(或藕节10～15节)，白茅根30g，枸杞子40g，粳米130g。

做法：将栀子仁、藕节、白茅根、枸杞子装入纱布袋内扎紧，加水煮煎药汁。粳米下锅，下入药汁、清水，烧沸，小火煮烂成稀粥即可。

功效：清热利湿，用于胰腺癌，食欲差、低热者。

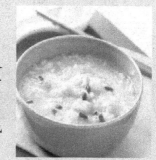

猪肝海带汤

用料：猪肝100g，淡菜30g，海带20g，姜汁3g，花生油、鸡清汤、料酒、盐、酱油、味精各适量。

做法：猪肝洗净，沸水内汆一下。淡菜去毛，海带温水泡发后洗净。锅热放花生油，猪肝片煸炒，下姜汁，加入鸡清汤、淡菜、海带、料酒、盐、酱油，烧沸，小火烧熟透，味精调味，即可。

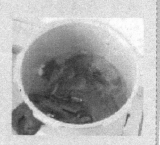

功效：用于胰腺癌食欲缺乏者。

山药炖甲鱼

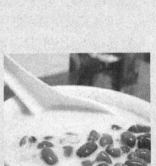

用料：甲鱼1只，山药30g，枸杞子15g，姜片、盐各适量。

做法：山药去皮洗净，用水浸0.5h；枸杞子用水稍冲洗；甲鱼洗净，切块；将甲鱼与山药、枸杞子、姜片一起放入炖盅内，加适量开水，炖盅加盖，小火隔水炖1～1.5h，加盐调味即可。

功效：对各种肿瘤特别对胰腺癌患者有软坚化结的效果。

鲫鱼赤小豆粥

用料：鲫鱼250g，赤小豆120g，陈皮5g，白糖适量。

做法：鲫鱼去脏去杂，洗净，切成鱼片；赤小豆洗净，浸泡6h；锅置火上，放入赤小豆和适量水，大火烧沸后改小火，放入陈皮，熬煮成粥；待粥煮熟时，放入鲫鱼，小火略煮片刻；待鱼片熟时，放入白糖，搅拌均匀即可。

功效：利水消肿，能辅助治疗肝硬化、胰腺炎等病症，对胰腺癌患者有益。

绿豆汁炖娃娃菜

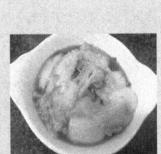

用料：娃娃菜120g，绿豆80g，盐适量。

做法：绿豆洗净，浸泡10h，用豆浆机打成汁，过滤除去残渣取汁；娃娃菜洗净，竖着切成大片；锅内加入绿豆汁和娃娃菜，煮25min，加入盐调味即可。

功效：清热解暑排毒，对胰腺癌患者有补益作用。

核桃紫米粥

用料：核桃仁30g，葡萄干10g，紫米100g，冰糖适量。

做法：葡萄干洗净；紫米洗净，浸泡2h；锅置火上，放入紫米和适量水，大火烧沸后改小火熬煮；待粥煮至黏稠时，放入葡萄干、核桃仁，小火继续煮15min；放入冰糖，搅拌均匀即可。

功效：紫米和核桃能够滋补肝肾和胰脏，对胰腺癌患者有益。

枸杞子炒金针菇

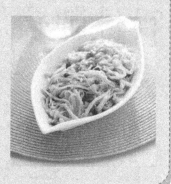

用料：枸杞子15g，金针菇200g，食用油、盐各适量。

做法：将金针菇、枸杞子分别洗净，沥干水分；锅置火上，放入食用油，先放入枸杞子爆炒，再加入金针菇拌炒至熟，加盐调味即可。

功效：适合处于康复期的胰腺癌患者食用。

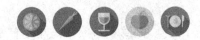

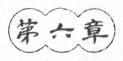

妇科肿瘤患者

第一节　卵巢肿瘤患者

卵巢瘤患者检查前怎么吃？

卵巢癌术前一般无特殊检查，腹部B超、磁共振、胃镜检查请参照腹部肿瘤检查部分。

卵巢瘤患者术前怎么吃？

① 由于卵巢癌手术时常会涉及肠管的手术。因此，胃肠道的术前准备非常重要。通常采用3天和1天肠道准备法，具体采用哪种，由临床医生根据肿瘤对于肠道的影响程度来决定。如已侵犯肠道，则需禁食，给予静脉高营养。

② 术前中重度营养不良的患者，需要营养支持7～14d，进食不足者可以口服补充肠内营养制剂。

③ 如合并其他疾病如糖尿病、高血压、冠心病等应遵照相应的饮食原则。

④ 手术前3天吃少渣半流质饮食如大米粥、面条、花卷、鸡蛋羹等，术前1天改吃流食如米汤、面汤、稀藕粉等。

⑤ 术前禁食6～8h、禁水2h或遵照医嘱执行。

卵巢癌术前肠道准备是为了彻底清除滞留在肠道内的粪便等内容物，保证肠道清洁度，减少肠道内细菌数，便于术中操作及减少术后并发症。常用的口服导泻药物有甘露醇、硫酸镁、聚乙二醇电解质撒剂（和爽、恒康正清）、番泻叶等，口服导泻药时间：最好于术前日15～16时，水量2000ml及以上。如口服灌肠效果不佳者，手术前的晚上及手术当天的早晨再做清洁灌肠。

卵巢癌术后怎么吃？

　　① 术后饮食原则是高能量、高蛋白、高维生素。早期以静脉营养为主。

　　② 无合并肠道手术的卵巢肿瘤手术，术后禁食6h后可遵医嘱进食清流质，如米汤、去油肉汤、蛋汤、鱼汤、蔬菜汁等，肛门未排气前禁食产气的牛奶、豆浆及甜汤，防止腹胀导致伤口疼痛。少量多餐，每次100～200ml，每日6～8次。

　　③ 术后1～2日后待肛门排气后可进食半流食：如稀饭、面条、馄饨、蛋羹、米糊、发糕等，每次100～300g，每日4～7次，同时可配合增加碎末状大枣、枸杞子、花生糊、粗杂粮等膳食纤维及维生素B_{12}丰富的食物。

　　④ 术后3～4日后患者肛门自主排便后饮食即可逐步过渡到清淡易消化的普食。

　　⑤ 如术后超过3日未排气排便，患者出现腹胀、呕吐、呃逆应提防发生肠梗阻的可能，遵医嘱禁食禁饮，静脉营养，胃肠减压及小量不保留灌肠等对应措施。

　　⑥ 膳食中增加富含优质蛋白质及维生素、微量元素食物，利于伤口愈合。如动物血、肝、瘦肉、鸡肉、鱼肉、鸡蛋羹、绿叶蔬菜汁等。

　　⑦ 保证摄入足量水分，每日2000～2500ml，多食蜂蜜水、酸奶、香蕉、芹菜等润肠通便的食物，以保持大便通畅，减少术后发生便秘及肠梗阻的可能。

　　⑧ 如术中合并肠道手术，饮食请参照大肠癌章节。

卵巢癌患者术后常出现梗阻症状

卵巢癌患者由于肿瘤压迫及术后胃肠功能恢复不佳，常出现腹胀、肛门停止排气排便等肠梗阻的症状，应当及时采取禁食禁饮、肛管排气及胃肠减压等措施，配合全肠外营养支持治疗。

卵巢癌化疗期间怎么吃？

① 卵巢癌化疗前一天多吃低脂肪、高碳水化合物、高维生素和矿物质的食物。如米饭、面食、鱼肉、鸡肉、鸡蛋、瘦肉、豆腐、蔬菜、水果等。每天饮食以谷类、蔬菜、水果为主，配以容易消化的鸡肉、鱼肉和鸡蛋等，若蛋白质类食物摄入不足可适当补充蛋白质粉，宜少油。

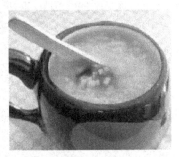

② 若化疗中出现食欲缺乏、恶心呕吐，可酌加山楂、白扁豆、白萝卜、鲜芦根、鲜藕、姜汁、薏苡仁、陈皮等，熬粥频服，可健脾开胃、降逆止呕。当胃肠道反应重时，宜少食多餐，每日5～6餐，最好是稀软易消化的食物，饮食以流质为主。可用菜汤、米汤、果汁及一些要素饮食。嚼生姜有一定的止呕作用，化疗后卵巢癌患者身体较虚弱，即使有呕吐，也要鼓励坚持进食，如果进食量不够，应在医生或营养师指导下补充肠内营养制剂，必要时给予肠外营养，保证每日饮水或摄入液体量2000～2500ml。

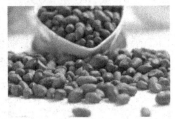

③ 若化疗后发生血象下降，饮食中酌用深绿色青菜、大枣、红皮花生、龙眼肉、高蛋白食物（如动物肝脏、乌鸡肉、鸭肉、鳖肉、牛奶、鸡蛋等）。

④ 部分中药可使消化道反应减轻，有利于饮食恢复。有些中药还有促进食欲助消化作用，如用佛手柑煎汤去渣，粳米100g用汤炖粥，加入适量冰糖，可理气助消化。

专家提示 外科手术后适当的全身化疗已成为卵巢癌的标准治疗

　　化疗也是晚期卵巢癌的重要治疗手段，一定要及时、足量、规范。对于进行了最大限度的肿瘤细胞减灭术，或瘤体很小的患者更为有效。常用的药物有塞替派、顺铂、卡铂、紫杉醇、环磷酰胺等。常见的不良反应有消化道反应、肾毒性、心血管毒性、骨髓抑制等。

卵巢癌放疗期间怎么吃？

　　① 腹部放疗时患者可能会出现恶心、呕吐等症状，应多食清淡、少油腻的食物，少食多餐，菜中可放少量姜汁以调味。

　　② 腹部放疗有时还可能导致放射性肠炎、膀胱炎，表现为腹泻或者便秘、尿频等，此时应避免生的水果和蔬菜，以减少生冷食物对胃肠道的刺激，增加水分摄入，以半流质饮食或少渣饮食为宜，忌含纤维素多的食品如芹菜、韭菜、豆芽等，避免高脂肪食物，可选用蛋类、去皮鸡肉、瘦肉、鱼肉等，避免产气食物和饮料如糖类、碳酸饮料等。

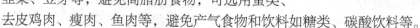

　　③ 卵巢癌放疗还会引起骨髓抑制，表现为白细胞和血小板下降等，所以在饮食方面要注意加强营养，适当多食鸡、鸭、鱼、肉等，还可以选择含铁较多的食品，如动物的肝脏、红肉、猪血等；增加维生素的摄入，可选择菠菜、西红柿、菠萝、桃、葡萄、大枣、杨梅、橙子、橘子等，宜采用煮、炖、蒸等方法烹制。

卵巢癌肠梗阻患者怎么吃？

　　① 完全性肠梗阻期间患者需要禁食禁饮，同时做胃肠减压，全静脉营养补充机体所需，适量补液，维持水、电解质的平衡。

　　② 鼓励患者积极下床活动，促进胃肠道蠕动，采用胃动力药物、中药、蓖麻油小量经胃管注药，此外开塞露、甘油、肥皂水灌肠能在一定程度上缓解低位性肠梗阻的症状。

　　③ 梗阻未完全解除的患者，口腔进食需遵医嘱，饮食为易消化少渣食物如米汤、面汤、稀藕粉等，口服肠内营养宜选用短肽制剂。

专家解答 为什么晚期卵巢癌患者会出现肠梗阻?

卵巢癌晚期出现的腹痛、呕吐、腹胀和排气排便障碍实际上是肠梗阻症状,属于卵巢癌晚期并发症之一,其中以小肠梗阻最为常见,大肠梗阻次之。当癌肿侵犯了肠道或肠道外压迫,大量腹水引起腹腔内压力升高,手术后肠粘连及腹腔感染等各种因素均能导致晚期卵巢癌并发肠梗阻。卵巢癌晚期患者在出现肠梗阻后,有手术适应证者,应尽快实行手术切除。手术治疗的目的是对肠梗阻患者生命最后阶段解除梗阻,能够经口进食,提高生命质量,延长生存时间。

卵巢癌患者的饮食宜忌有哪些?

① 卵巢癌患者的饮食宜清淡,不食或少食含大量乳糖食物以及过多的动物脂肪。

② 饮食不偏嗜,多食用富含纤维素、微量元素食品,如香菇、黄豆、新鲜的蔬菜、冬菇、海带、紫菜等。

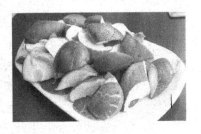

③ 不食用烟熏、霉变、含有亚硝酸盐食物,少吃油炸、辛辣、腌制的食物,不吸烟、不酗酒、不暴饮暴食。

康复期卵巢癌患者怎么吃?

① 饮食宜高蛋白、高维生素,多选择含优质蛋白质丰富的食物,如鱼肉类、蛋、奶;含纤维丰富的食物如蔬菜、水果类。

② 少吃辛辣、煎炸等刺激性的食物,如咖啡、浓茶等;戒除烟、酒。

③ 食欲欠佳者可少量多餐,每天6～8餐。

④ 可适当选择滋补品,如党参、黄芪、冬虫夏草、桂圆肉、大枣、薏苡仁、淮山药、核桃、黑芝麻、罗汉果、无花果等,可以提高机体免疫力。

⑤ 术后体内性激素下降造成钙代谢紊乱,骨质疏松,应多食含钙丰富的食物,如牛奶、海产品、豆制品、杏仁、瓜子、栗子、虾皮等。

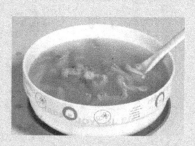

莲子猪肚

用料：莲子20粒、猪肚1具，黄酒、盐、葱和姜等调料适量。

做法：莲子放入浸泡至软，放入猪肚内，用牙签扎合，猪肚放入大砂锅中，加清水、黄酒、葱、姜和盐炖熟即可。

功效：本品可补虚损、益心肾，卵巢癌带下量多，可常食用。

平菇芥菜

用料：鲜平菇50g，芥菜300g，盐、葱花、植物油各适量。

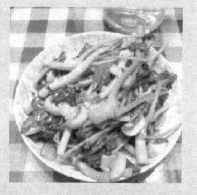

做法：平菇洗净放沸水略焯，芥菜洗净切段，放油入锅爆香葱花，加平菇翻炒片刻后加入芥菜，加盐调味即可。

功效：本品具有促进胃肠蠕动的作用，适合胃肠道功能恢复不佳的患者。

陈香牛肉

用料：陈皮30g，香附子15g，牛肉500g，葱、姜、食盐各适量。

做法：将陈皮与香附子加水2000ml，煎0.5h去渣，放入牛肉加葱、姜、食盐等佐料，小火炖至软烂，凉透切片食之。

功效：疏肝理气，健脾益气。

山楂丹参粥

用料：山楂30g，丹参、桃仁各6g，大米80g。

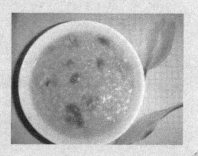

做法：山楂去核洗净；桃仁捣碎；大

米洗净，浸泡30min；丹参加水煎煮，去渣取汁；锅置火上，放入大米和适量水，大火烧沸后放入山楂、桃仁同煮；粥煮熟时，放入丹参汁，小火继续熬煮即可。

功效：适用肿瘤患者活血化瘀。

胡萝卜菠萝柠檬汁

用料：胡萝卜1根，菠萝1块，柠檬汁、盐适量。

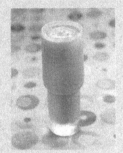

做法：胡萝卜洗净，热水焯烫后冷却切小块；菠萝去皮洗净，切小块，用盐水浸泡20min。将胡萝卜和菠萝放入榨汁机，搅打成汁后连渣一起倒入杯中，加入适量柠檬汁饮用即可。

功效：胡萝卜富含类胡萝卜素，能为肿瘤患者提供充足的维生素A，有助于肿瘤患者。

醋熘双色

用料：白萝卜1小条（约100g）、香菜3～4根，盐1小匙、醋1小匙、花生酱1匙、大西红柿1个（约150g）。

做法：白萝卜洗净去皮切细丝，用盐抓拌腌约1h，软化后洗去盐分，将醋和花生酱加入白萝卜丝中拌匀，腌约30min。大西红柿洗净对切成六块；香菜洗好略切。将白萝卜丝和西红柿装盘，撒上香菜末，即可食用。

功效：清凉解毒、增进食欲。

糙米饭

用料：糙米1/2量米杯（约80g）、牛蒡50g、胡萝卜10g、香菇50g、油1大匙、酱油1大匙、醋适量。

做法：糙米洗净，泡水4～6h后，沥干水分，牛蒡洗净削皮，切成细丝状，浸泡醋水（白醋＋水）中，防止变色，胡萝卜削皮、切细丝；香菇切掉蒂头后，洗好备用，炒锅内放油加热，放入牛蒡丝和胡萝卜丝，以中火炒熟后，盛起。把糙米、牛蒡丝、胡萝卜丝及酱油放入电饭锅内，混合均匀后，加水略盖过米面约0～3cm，并在外锅加1杯水。蒸至开关跳起，放进香菇，续焖15min，即可食用。

功效：清肠排毒，增强免疫力。

第二节 宫颈癌患者

专家提示 宫颈癌的治疗，采用以手术和放疗为主、化疗为辅的综合治疗方案

① 手术治疗：采用子宫根治及盆腔淋巴清扫术。

② 放射治疗：早期以腔内照射为主；晚期以外照射为主，内照射为辅。

③ 手术及放射综合治疗：用于病灶较大者，术前放疗缩小病灶再行手术。

④ 化学药物治疗：主要用于晚期或复发转移者。

宫颈癌患者检查前怎么吃？

宫颈癌术前一般无特殊检查，常规的腹部B超、磁共振检查请参照腹部肿瘤检查部分。

专家解答 宫颈癌的相关检查有哪些？

① 宫颈刮片细胞学检查是宫颈癌筛查的主要方法。

② 宫颈和宫颈管活体组织检查是确定宫颈癌癌前病变和宫颈癌的最可靠方法。

③ 宫颈碘试验：在碘不染色区取材活检可提高诊断率。

④ 阴道镜检查、造影、膀胱镜、直肠镜检查有助于确定肿瘤的临床分期。

宫颈癌患者术前怎么吃？

① 平衡膳食，饮食原则高蛋白、高维生素和高热量。

② 术前3日改高蛋白、低脂肪半流饮食如牛奶、鸡蛋羹、豆腐脑、鸡蛋烩豆腐、鸡肉末粥等，限制高脂肪食物的摄入如肥肉、油炸食物等，术前1日改流质饮食如米汤、面汤、稀藕粉等，术前晚22时后禁食，术晨禁饮或遵医嘱。

宫颈癌患者术后怎么吃？

　　妇科腹部手术患者常由于暂时性麻痹性肠梗阻会出现暂时性胃肠功能紊乱，主要表现为恶心、呕吐、腹胀以及肛门停止排气排便，所以进食宜循序渐进。

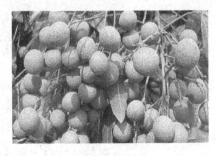

　　① 宫颈癌患者术后禁食6h后可进全流饮食如面汤、米汤等，术后第一天开始口服四磨汤，肛门排气后给予半流饮食如鸡蛋羹、大米粥等，排大便后进普食。注意在未排气前不能饮牛奶、豆浆及含糖的食品，以防止腹胀的发生。

　　② 术后饮食建议：少量多餐，每天5～6餐，宜多吃富含优质蛋白质的食物（如鸡、鸭、鱼、蛋等）及新鲜的蔬菜和水果。

　　③ 饮食调养可以多食补气养血食物，如山药、桂圆、枸杞子、猪肝、甲鱼、芝麻等。

　　④ 禁辛辣刺激、烧烤食物及高脂肪食物（如肥肉、油炸类食物等）。

术后留置导尿管期间，每日饮水＞2000ml，保持尿路通畅。

宫颈癌放疗期间怎么吃？

　　① 放疗常会损伤人体津液，常会出现津液不足、口燥咽干、咳嗽少痰等副作用，可用五汁饮：梨、藕、甘蔗、马蹄、麦冬适量榨汁服。也可用果蔬方：苹果、梨、葡萄、柚子、黄瓜、胡萝卜、白萝卜、绿叶蔬菜，上述果蔬中任选2～3种，混合榨汁服用。

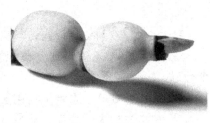

　　② 放疗宜食用新鲜的食物，可多选用具有滋阴润燥的梨、西瓜、绿豆、豆腐脑、银耳、百合、藕、鸭、甲鱼、乌龟、鳝鱼、鱼腥草等食物。可食用牛肉、猪肝、莲藕、菠菜、石榴、菱角等。

　　③ 每天至少摄入液体2000ml以上。

　　④ 放射性肠炎是盆腔、腹腔、腹膜后宫颈肿瘤经放射治疗引起的最常见肠道并发症之一。常出现腹泻、黏液便或血样便等表现。此时饮食宜少食多餐，使用易消化、少油腻的半流或少渣饮食，忌含纤维素多的食品，用低纤维食物，如白面包、馒头、白米等代替高纤维食物，避免高脂肪食物，可选用蛋

黄、去皮鸡肉、瘦肉、鱼肉等，避免产气的食物和饮料如糖类、碳酸饮料。

⑤ 放射性膀胱炎也常发生在子宫肿瘤的放射治疗中和治疗后。这时应多饮水利尿、勿憋尿，每天饮水或摄入液体2000ml以上。饮食上可用绿豆60g，车前草或淡竹叶30g，煎汤频服；也可用荠菜30g、豆腐60g煮汤服食。

宫颈癌患者化疗期间怎么吃？

① 少量、多餐为原则，不硬性规定一日三餐要摄入多少量，可少量多次进食。

② 饮食以清淡、易消化为主，多选用优质蛋白禽肉蛋奶类如鸡肉、猪瘦肉、鲫鱼、牛奶、豆浆及新鲜的水果蔬菜（如西红柿、黄瓜、丝瓜、苦瓜、白萝卜、绿豆芽、百合、苹果、香蕉、橙子、海带、黑木耳、银耳、莲子等）。

③ 食物温度适宜，忌过冷过热，忌辛辣食物，可用少量调味品刺激食欲。

④ 进食宜细嚼慢咽，充分咀嚼可使食物磨碎，减轻胃部负担，促进消化吸收。

⑤ 食欲太差的患者，可少量多餐，进食流质食物如稀藕粉、菜汤、面汤等，流质、半流质饮食一般无法保证患者足够营养素的供给，这时一般要在医生或营养师的指导下，补充口服肠内营养制剂，一天2～3次。

⑥ 摄取足够的水分：每日需摄取水分（包括汤汁、饮料、茶水）2000～3000ml，因为水分不仅可以促进药物及代谢产物的排泄，减轻对肾脏的损伤，还能补充化疗后恶心、呕吐所造成的体液不足和不平衡。

专家提示 宫颈癌的药物治疗包括化学药物的治疗、化学联合治疗及动脉灌注化疗

化疗药物可单独应用，也可与手术、放疗联合，以提高治疗效果。常用的一线药物有顺铂、卡铂、异环磷酰胺、氟尿嘧啶、丝裂霉素、博来霉素等。主要不良反应有胃肠道反应，骨髓抑制、肾毒性等。

宫颈癌患者的饮食宜忌有哪些？

① 宜平衡饮食、均衡营养是宫颈癌综合治疗的饮食原则。

② 宜食有辅助防癌抗癌作用的食物，如芦笋、菌类

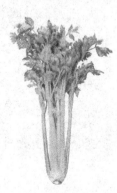

（香菇、蘑菇、黑木耳、银耳等）、西兰花、西红柿、大蒜、芹菜等。

③ 忌烟、酒及辛辣刺激性食物。

④ 忌肥腻、油煎、霉变、腌制食物。

康复期宫颈癌患者怎么吃？

① 宜多食新鲜蔬果及富含优质蛋白质的食物。

② 忌食含雌激素丰富的保健品：如胎盘、花粉和蜂王浆等。

③ 气血不畅、肝气不舒、腹痛者，宜食陈皮、山楂、油菜等。

④ 少食高脂肪食物，尤其是富含饱和脂肪酸的食物如肥肉等，禁忌肥腻、辛辣，油煎烤炸等食品。可多选用如小米、紫米、红薯、土豆、西红柿、芹菜、南瓜、洋葱、山药、梨、枇杷、苹果、杏、红枣、柠檬、鸡肉、海参、鳕鱼、海带、鸡蛋、牛奶、豆浆、豆腐、莲子、枸杞子、芡实等食物。

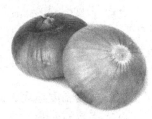

⑤ 忌烟、酒。

⑥ 患者白带多水样时，忌食生冷以及坚硬难消化的食物。带下多黏稠，气味臭时，忌食滋腻之品。

⑦ 多食用有增强免疫功能的食物，常用的有山药、海参、苋菜、菱角等。

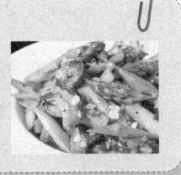

⑧ 水肿，尤其是下肢水肿的宫颈癌患者，饮食中宜选用以下食物搭配食用：冬瓜、玉米须、鸭肉、泥鳅等。

⑨ 宫颈癌患者有出血倾向的，可在饮食配餐中多选用有加强凝血功能的芥菜、黑木耳、香菇、藕粉、蘑菇等。

推荐食谱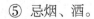

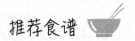

海参煮芦笋

原料： 海参50g，芦笋100g，葱、姜、蒜适量。

做法： 海参温水泡开，洗净切片，芦笋洗净切片，一起入锅翻炒，加入适量的水、葱、姜和蒜即可。

功效：清火解毒，适用于宫颈癌放疗者。

阿胶饮

原料：阿胶6g，川芎、甘草、艾叶各15g，当归、白芍各20g，生地黄30g，赤砂糖适量。

做法：阿胶打碎、用水煮融；后6味药材洗净。炖锅内入6味药材，加适量水，大火煮沸，改小火炖煮25min，关火，去渣取汁，加入阿胶、赤砂糖搅匀即可。每日3次，每次100g。

功效：此品具有补血止血、消肿的作用，适用于宫颈癌出血的患者。

首乌煨仔鸡

原料：童子鸡1只，何首乌30g，黄瓜片、食盐、料酒适量。

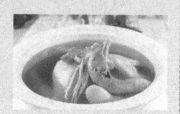

做法：将何首乌研成细末备用；童子鸡宰杀后去毛、内脏，洗净；用布包制何首乌，纳入鸡腹内，放砂锅内，加水，文火煨熟，再从鸡腹内取出何首乌袋，加黄瓜片、食盐、料酒适量即成。

功效：滋补肝肾。适用于肝肾阴虚之宫颈癌患者。

苦瓜豆腐汤

用料：苦瓜1根，豆腐300g，香油、水淀粉、盐各适量。

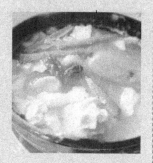

做法：苦瓜去子，切条，用开水焯1min，捞出洗净；豆腐切片；苦瓜和豆腐放入砂锅中，加入适量水，大火煮沸后转小火煲20min，加盐调味，用水淀粉勾薄芡，淋上香油即可。

功效：适用食欲缺乏的肿瘤患者。

绿豆玉米糊

用料：鲜玉米粒60g，绿豆30g，姜片5片。

做法：将绿豆淘洗干净，用水浸泡10～12h；将鲜玉米粒、姜片清洗干净；将所有材料倒入豆浆机中，加水至上下水位线之间，按"米糊"

键，至豆浆机提示米糊做好即可。

功效：清热解毒、消暑生津。

大枣苹果粥

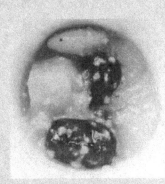

用料：苹果1个，大枣3个，大米100g，白糖适量。

做法：苹果去皮去核，切小块；大枣去核，洗净；大米洗净，浸泡30min；锅置火上，放入大米和适量水，大火烧沸后放入大枣；再次烧沸后改小火，熬煮成粥，再放入苹果；待粥煮熟时，放入白糖，搅拌均匀即可。

功效：对康复期的宫颈癌患者有益。

枸杞藕粉糊

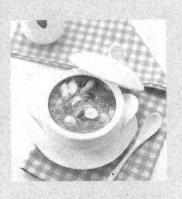

用料：藕粉30g、枸杞子20粒（约20g）、细粒冰糖1大匙（约10g）。

做法：枸杞子洗净，以热开水冲洗一遍，将藕粉放入碗内，冲入250ml热开水，并加入冰糖，仔细调匀让藕粉颗粒充分溶解，把枸杞子加入藕粉糊中，搅拌调匀，即可食用。

功效：清凉退火，改善贫血，补充体力，恢复元气，具有免疫调节之功效。

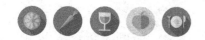

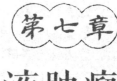

第七章

血液肿瘤

第一节 淋巴瘤患者

淋巴瘤患者骨髓穿刺术后怎么吃?

① 手术当天无需禁食,但不宜过饱,给予高热量、高蛋白、富含维生素、易消化饮食。

② 术后饮食宜清淡,避免辛辣刺激性食物。

③ 禁烟酒。

 什么是骨髓穿刺检查?

骨髓穿刺检查是血液病诊断常用的检查方法,对疾病的明确诊断还是判断化疗后的效果都有十分重要的意义。只有做骨髓穿刺检查,才能直接获取骨髓组织,最直观地反映人的造血组织的变化情况。

淋巴瘤患者化疗前怎么吃?

化疗开始前,患者因对化疗药物的副作用而感到担忧紧张,为了减少化疗的副作用,注意以下几点。

① 化疗前一晚可相对多吃点,化疗日晨7时左右进早餐,宜进少量温热

的软食或半流质，如蒸肉饼、嫩碎菜叶、粥、面条、米粉等，禁辛辣口味重的食物，目的是让胃处于半充盈状，减少恶心、呕吐的发生。

② 避免空腹治疗，患者可在治疗前2h左右，适当吃一些清淡可消化的食物，以提高对治疗的耐受性。

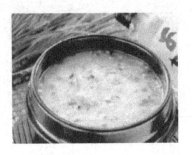

淋巴瘤患者化疗期间怎么吃?

化疗期间患者味觉改变、食欲下降，易出现营养不良，影响治疗效果，合理饮食有助于维持营养平衡。原则上化疗时无需忌口，但应从以下几方面注意日常饮食。

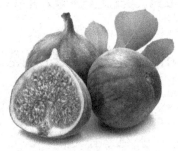

① 在平衡膳食的基础上，注意摄入富含优质蛋白质（肉、牛奶、鸡蛋）及维生素（菠菜、芦笋、西红柿、萝卜、猕猴桃、橙子）的食物，保证液体摄入，每天8～10杯液体（包括汤、果汁等，2000～3000ml）。

② 少食多餐好于只进三餐，进食时细嚼慢咽，避免饮食过饱，选择清淡易消化的食物（软米饭、面条、饺子、低脂酸奶、鸡蛋羹）。如果进食困难，可切碎、搅拌、制软或制成匀浆饮食（制作方法参照"放疗时的营养注意事项有哪些"），避免油炸、辛辣刺激、粗硬不易消化的食物如油条、干辣椒、蒜苗、硬米饭。

③ 如发生疼痛、恶心等症状，可使用一些对症治疗药物。食欲缺乏、消化不良，可补充B族维生素及消化酶、益生菌制剂，并选用开胃助消化的食物，如山楂、白萝卜、山药、酸刀豆、酸奶等。如果副反应太大，勿强迫进食，但要注意补水。

④ 适当活动有利于改善睡眠，疲劳或缺少能量蛋白质都会导致乏力，在保证碳水化合物摄入的同时，应多食用蛋白质丰富的食物如瘦肉、牛奶、鸡蛋等，有助于恢复体力。

⑤ 饮食不足的患者，化疗期间应在医生或营养师的指导下使用肠内营养制剂，如全安素、安素、能全素等，对改善体力，维持体重，提高免疫力很有效。

⑥ 多食用富含抗氧化物（维生素E、维生素B、胡萝卜素等）的食物，有利于减低化疗不良反应。

⑦ 高尿酸血症患者应进食低嘌呤饮食，如豆制品牛奶、深色蔬菜（如胡萝卜、西红柿）及水果如芒果等，多饮水，少荤多素、宜清淡忌味重。优质蛋白质可选用不含或少含核蛋白的，如牛奶、鸡蛋、豆类。主食可选米、面、藕粉、核桃、花生等含嘌呤较少的食物，尽量少用肉、鱼、禽类（煮沸后弃汤食用，可减少嘌呤的产生），忌食动物内脏、海鲜、贝类等含嘌呤丰富的食物，少喝荤汤等，以减少尿酸的形成。

⑧ 使用长春新碱的患者，在使用过程中或使用后易出现末梢神经炎，在医嘱给予维生素B_{12}、呋喃硫胺口服的基础上，应多吃豆制品、奶制品、水果全麦、燕麦、花生、猪瘦肉、芹菜、豌豆、白菜、牛奶，并注意保暖和肢体按摩。

⑨ 发热时的饮食原则是进食清淡易消化的流质、半流质，宜进食牛奶、瘦肉、蛋类等优质蛋白质，及具有清热、止咳的蔬菜和水果如梨、黄瓜、丝瓜、冬瓜、绿豆、苦瓜等。

 专家提示 淋巴瘤的治疗方法有化学治疗和骨髓移植

① 化学治疗：联合化疗的效果优于单一治疗。适应证为不适宜放疗或病变已达Ⅲ、Ⅵ期者，急需解除压迫症状者，作为放疗的辅助疗法。化疗常用药物有：长春新碱、泼尼松、多柔比星、博莱霉素、环磷酰胺等。环磷酰胺有严重的骨髓抑制作用，血白细胞减少多在用药过程中的10～14天出现，但在停药2周后常可恢复，表柔比星和长春新碱的骨髓抑制程度较轻，化疗药物环磷酰胺、表柔比星和长春新碱均对肝肾功能有影响。

② 骨髓移植：是治疗复发、难治性淋巴瘤及高度恶性淋巴瘤的有效方法。目前以自体骨髓及外周血干细胞移植应用广泛。

淋巴瘤患者骨髓抑制期（进入层流洁净病房后）怎么吃？

患者的白细胞、血小板处于低值，极易感染和出血，需保护性隔离入住层流洁净病房，因此餐具和食物等要做到无菌，餐具及食物都要经过微波消毒后才能进入层流病房给患者食用。患者选择的食物应易消化吸收富含多种维生素和微量元素，较清淡的流质、半流质及少渣饮食为宜，如：大米粥、面类、鸡蛋羹等，推荐使用营养均衡的肠内营养制剂或匀浆制剂。

恢复期怎么吃?

造血功能重建后,患者的造血细胞开始上升,肠道的消化吸收功能逐渐开始恢复。此时加强营养对治疗的帮助及造血功能恢复很重要。骨髓造血干细胞已逐渐开始造血功能,需要大量蛋白质、铁、锌、铜、叶酸、维生素BC等造血原料。营养供应不足,将影响造血干细胞的质量及数量。饮食可以从流质,逐步过渡到半流质,再到软食,饮食原则高热量、高蛋白、高维生素,避免过热、过冷的刺激性食物。

出层流洁净病房后怎么吃?

出层流室后饮食上仍以高蛋白、高维生素、富含铁的食物为主,如牛奶、鸡蛋、瘦肉、鱼肉、猪血、新鲜蔬菜水果等,严禁暴饮暴食和饮酒,禁食辛辣、生冷食品,按时就餐,进食一定要卫生,每日饮水1500 ~ 1700ml。

专家解答 什么是骨髓抑制?

骨髓抑制是多数化疗药的常见毒性反应,大多数化疗药均可引起有不同程度的骨髓抑制,较常见的药物如多柔比星、卡铂、异环磷酰胺、长春碱类等。

骨髓抑制最先表现为白细胞下降,其次为血小板下降,红细胞受影响较小,一般下降不明显,多数骨髓抑制常见于化疗后1 ~ 3周,2 ~ 4周逐渐恢复。

淋巴瘤患者的饮食宜忌有哪些?

① 宜平衡膳食,食物多样化,不要随意忌口。
② 宜多食用增加免疫功能的食物,如香菇、猴头菇、海带、海藻。银耳、莲子、桂圆等。宜食富含优质蛋白质的食物及含铁、丰富的动物肝、肾、芝麻酱及动物血。
③ 淋巴结肿大患者,宜食维生素含量丰富的新鲜蔬菜、水果。荸荠、芋头、核桃、荔枝。
④ 忌咖啡等兴奋性饮料。
⑤ 忌肉桂、八角茴香等辛辣刺激性的食物。
⑥ 忌肥腻、油煎、霉变、腌制食物。

⑦ 忌烟、酒及含有酒精的饮料，烹调建议不要使用含酒精调味品。

康复期淋巴瘤患者怎么吃？

① 食物要平衡：荤素搭配、粗细混食，少吃刺激性食物、过冷过热的食物。不吃酸渍（不包括糖醋味）、盐腌、霉变、烟熏、色素、香精。

② 多吃新鲜蔬菜、水果及富含纤维素的食物，保证每天摄入适量的优质蛋白质。西兰花、菜花、大白菜、油菜、菠菜、山药、南瓜、青椒、空心菜、紫甘蓝、苹果、柠檬、柚子、三文鱼、鳗鱼、鲈鱼、豆浆、牛奶、蜂蜜等食物。

 专家提示 淋巴瘤治疗后应预防第二原发癌

淋巴瘤治疗后的长期危害是继发性恶性肿瘤和心血管疾病的发生，所诱发的恶性肿瘤包括有白血病和实体肿瘤，所以康复期饮食做到平衡多样化，预防第二原发癌是关键。

推荐食谱 🍚

山药枸杞三七汤

用料： 三七17g，淮山药32g，枸杞子26g，桂圆肉25g，猪排骨300g，食盐、胡椒粉适量。

做法： 三七、山药等中药装入布袋扎紧后，和猪排骨放在一起，加4大碗清水，先大火后小火，炖煮1～1.5h，放入食盐、胡椒粉调味即可。1～2天吃一次。

功效： 适用于恶性淋巴肿块增大迅速而舌有暗紫斑。

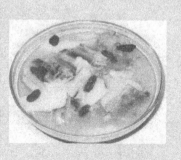

羊骨粥

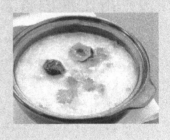

用料： 羊骨1000g，粳米100g，食盐少许，葱白2根，生姜3片。

做法： 将鲜羊骨洗净，敲碎，加水煎汤，取汤代水，同粳米煮粥，待粥将成时，加入食盐、生姜、葱白，稍煮二三沸即可。每日食用1～2次。

功效： 适用于恶性淋巴瘤放疗后肝肾阴虚的患者。

鲜芦笋煮浓汤

用料： 鲜芦笋60g，土豆50g，培根25g，骨头汤、黄油、牛奶、盐、胡椒粉少许。

做法： 芦笋洗净、切去根部比较老的部分。土豆去皮，切成薄片；土豆和芦笋一起入蒸锅，上汽后蒸5～6min至熟；培根切丁，小火慢慢煎炒，不用放油，炒熟后盛出备用；将芦笋切下笋尖放入汤碗备用，其余的芦笋和土豆一起放入料理机，加入骨头汤搅打成糊，加入黄油、牛奶后用大火烧开转小火，不停搅拌，直至汤汁浓稠，加少许盐、胡椒粉，盛入汤碗后在上面放入芦笋尖和培根丁即可。早晚各一次，可长期服用。

功效： 可提高免疫力，适用于各型淋巴瘤。

葡萄柚黄瓜汁

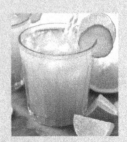

用料： 葡萄柚1/2个，黄瓜1根，蜂蜜适量。

做法： 葡萄柚去皮，取出果肉，掰成瓣，去掉薄膜，切小块；黄瓜洗净，切小块；将葡萄柚和黄瓜放入榨汁机，搅打成汁后连渣一起倒入杯中，待冷却后加入适量蜂蜜，饮用即可。

功效： 可健脾，适用于化疗的恶性淋巴瘤患者。

薄荷芋头粥

用料： 芋头、大米各100g，薄荷叶、白糖各适量。

做法： 芋头去皮洗净，切小块；大米洗净，浸泡30min；薄荷叶洗净；锅置火上，放入大米和适量水，熬煮成粥，放入芋头，小火继续熬煮；待芋头熟时，放入薄荷叶和适量白糖，搅拌均匀即可。

功效：适用于恶性淋巴瘤患者。

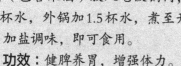

用料：蘑菇20g、龙骨200g、牛蒡50g、莲藕约100g、胡萝卜约50g、大枣10粒（约20g），米酒2大匙、盐1/2小匙。

做法：蘑菇洗净后，对切两半，放入开水内浸泡2h，龙骨洗净后，放进热水中汆烫，捞起后以大量清水洗去血水和脏污，牛蒡洗净，斜切成2~3cm的小段；莲藕洗净切薄片；胡萝卜洗净削皮，切成块状；大枣洗净备用，把所有材料（包含米酒）放入电饭锅内，内锅加3杯水，外锅加1.5杯水，煮至开关跳起，加盐调味，即可食用。

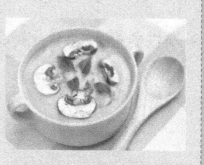

功效：健脾养胃，增强体力。

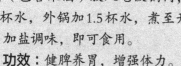清蒸鲜鱼

用料：鲜鱼约120g、姜丝20g，盐1/2小匙、米酒1/2小匙。

做法：鱼刮除鳞片，清理干净内脏，洗好、抹干水分，把鱼放在一有深度的盘子内，鱼身上面放姜丝，并加点水盖过鱼身，锅内水煮滚后，将鱼放入，盖上锅盖，以大火蒸3~5min，取出后，再加入盐和米酒，即可食用。

功效：补充蛋白质，恢复体力。

第二节　多发性骨髓瘤患者

多发性骨髓瘤患者骨髓穿刺术后怎么吃？

参照淋巴瘤章节。

多发性骨髓瘤患者化疗前怎么吃？

① 给予高热量、高维生素、高钙、高蛋白质（如奶、奶制品、豆类及其制品）、低盐饮食。

② 增加摄入量，每天饮水及液体一般达2000 ~ 2500ml，保证每日尿量在1000 ~ 2500ml。

③ 戒烟酒，以消除钙吸收的影响因素。

多发性骨髓瘤患者化疗怎么吃？

① 选用低脂肪高蛋白质食物首选优质蛋白如豆类产品及白肉类如去皮鸡肉、鱼类、海产、去皮鸭肉等，以减少脂肪摄入量及补充蛋白质的供给。

② 合理的食物烹调，多选用清蒸、焖、白灼和炖等烹调方法来代替煎、炸、烟熏等。

③ 多饮用脱脂或低脂牛奶。

④ 多食新鲜水果蔬菜，如西兰花、椰菜花、白菜、芥蓝等；宜增加纤维素摄入量，如芹菜等。

⑤ 贫血患者应选择富含优质蛋白质及含铁丰富的食物，如瘦肉、鱼肉、猪肝、猪血等，在医生的指导下补充铁剂（可参考本书"血象下降患者如何吃"）。

专家提示 贫血是多发生性骨髓瘤患者的常见临床表现

造成贫血的主要原因是骨髓中瘤细胞恶性增生、浸润，排挤了造血组织，影响了造血功能。此外，肾功能不全、反复感染、营养不良等因素也会造成或加重贫血。

出血倾向，在本病也不少见。出血程度一般不严重，多表现为黏膜渗血和皮肤紫癜，常见部位为鼻腔、牙龈、皮肤，晚期可能发生内脏出血及颅内出血。导致出血的原因是血小板减少和凝血障碍。

多发性骨髓瘤患者移植期间怎么吃？

多发性骨髓瘤造血干细胞移植期间饮食参照淋巴瘤章节。

多发性骨髓瘤患者的饮食宜忌有哪些?

① 宜富含钙和维生素D的食物，如奶、小虾皮、海带、豆类的制品、沙丁鱼、青鱼、鸡蛋等。

② 宜各种新鲜蔬菜和水果。

③ 少食草酸多的菠菜、空心菜、冬笋、茭白、洋葱头等，食用前应先焯过。

④ 少食含磷高的肝脏和含脂肪高的红肉。

⑤ 饮食宜清淡易消化。

⑥ 忌过硬和有渣、煎炸、腌制的食物。

多发性骨髓瘤患者康复出院后怎么吃?

① 骨髓瘤患者的饮食应把握以下标准：高热量、高蛋白、富含维生素、易消化，要尽量清淡。

② 饮食宜适当选择能抑制骨髓过度增生的食品，如海带、紫菜、裙带菜、海蛤、杏仁。

③ 适当食用补血、壮骨和减轻脾肿大的食品，如桃仁、李子、韭菜、山楂、海蜇、龟甲、鳖肉、牡蛎、核桃、蟹、虾、蜂乳、芝麻、甲鱼、泥鳅、海鳗等。

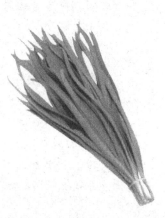

④ 戒禁烟酒，忌食肥甘厚味以及生冷、辛辣之品。

⑤ 有肾功能损伤者、还应采用低盐饮食，每日烹调用盐限制在2～4g或酱油10～20ml。忌用一切咸食，如咸蛋、咸肉、咸鱼、酱菜、面酱、腊肠等。

⑥ 若伴发真性细胞增多症及原发性血小板增多症时，应适量增加花生、葡萄等增加凝血功能的食品。但切忌过量，适当即可。

专家提示 多发性骨髓瘤的治疗目的不是治愈

多发性骨髓瘤的治疗目的不是治愈，而是通过各种药物的序贯治疗，延长疾病控制，并且将其转变为慢性疾病。多发性骨髓瘤的发生多与饮食以及环境等因素有关。因此在生活中，首先要避免与致癌因素的接触，主要包括射线、化学毒物以及农业毒物等。其次，注意个人卫生，避免各种感染，做好口腔黏膜及皮肤的清洁工作。并加强运动，增强个人体质，防止感冒等发生。

田七猪骨汤

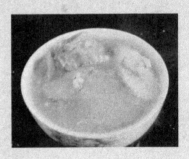

用料： 干蔓椒根15g（鲜根用30g），三七6g，猪骨500g（选扁骨多骨髓者，勿用长骨），或猪脊骨500g，调味料适量。

做法： 干蔓椒根切细丝。三七打碎。猪骨或猪脊骨斩碎。将二物一起加水熬煮熟烂，调味饮汤。

功效： 祛瘀止痛，补血填髓。因脂肪含量较高，应适量食用。

杜仲大枣猪腰汤

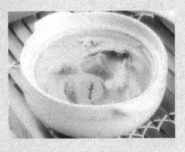

用料： 杜仲15g，大枣15枚，猪腰150g，猪骨300g。油、盐等调味品适量。

做法： 杜仲、大枣洗净，猪骨洗净斩细。猪腰切成腰花，和油盐调匀。将杜仲、大枣、猪骨加清水放入锅中煮2h，滤出汤液500ml。放入腰花煮沸15min，调味温服。

功效： 补益肝肾，坚强筋骨。可适量食用。

胡萝卜柚子薄荷汁

用料： 胡萝卜1根，柚子2瓣，薄荷叶3片。

做法： 胡萝卜、柚子、薄荷叶分别洗净，胡萝卜切小块，柚子去皮去籽，掰成小块，薄荷叶撕碎；将胡萝卜、柚子和薄荷叶放入搅拌机中，加入适量凉开水，搅打成汁后倒入杯中，饮用即可。

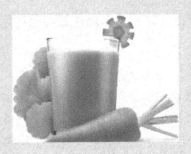

功效： 胡萝卜含有大量膳食纤维和胡萝卜素，能补充肿瘤患者所需营养，配上柚子榨汁，能提供充足的维生素。对薄荷叶过敏者禁用。

草莓猕猴桃汁

用料： 草莓8个，猕猴桃1个。

做法： 草莓洗净，去蒂，用淡盐水泡15min，切成块；猕猴桃切去两端，用勺子将果肉挖出，切小块；将草莓和猕猴桃放入榨汁机，搅打成汁后连渣一起倒入杯中，饮用即可。

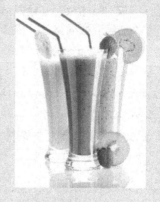

功效： 草莓和猕猴桃都是高膳食纤维的水果，榨汁食用更有利于淋巴瘤患者消化和吸收。

双色花椰菜

用料： 西兰花50g、白菜花50g、胡萝卜50g、袖珍菇50g、紫甘蓝20g，生抽20ml，香油小半勺。

做法： 西兰花和白菜花洗净后，切小朵状；胡萝卜洗净削皮，切小片状；袖珍菇洗净，切除蒂头，切小朵状，把处理好的食材放入热水中烫熟，捞起冲冷开水，紫甘蓝洗好后，再用冷开水冲过，沥干水分，切细丝，把烫好的蔬菜和紫甘蓝丝全部放在盘子内，淋上生抽、香油，即可食用。

功效： 补充维生素及膳食纤维，防癌抗癌。

淮杞牛肉汤

用料： 牛腱肉150g、淮山药10g、枸杞子10g、芡实10g、陈皮5g、姜片30g，盐1/2小匙。

做法： 牛腱肉洗净，切成3cm大小的块状，放入热水中汆烫，捞起以清水冲洗去血水和脏污，将其余材料（除盐外）以清水略冲一下，把牛腱肉、淮山药、芡实、陈皮及姜片一起放入电饭锅内，内锅加3杯水，外锅加1.5杯的水，煮至开关跳起，再加入枸杞子和盐调味，并在外锅加1/3杯水，煮至开关跳起，即可食用。

功效： 健脾开胃，滋补身体，增强抵抗力。

三菇鲜羹

用料： 柳松菇50g、杏鲍菇50g、鲜香菇50g、猪肉（绞过）50g、胡萝卜20g、香菜少许，盐1/2小匙、酱油1大匙、香油1/2小匙。

做法： 柳松菇切除蒂头、洗净；杏鲍菇和鲜香菇洗净，分别切成长条状；胡萝卜洗净削皮，切成细丝；香菜洗净后切碎备用，猪肉略洗过，加入酱油拌匀（也可加点芡粉，好让猪肉烹煮时，较不易散掉），让其腌入味，把柳松菇、杏鲍菇及鲜香菇放入锅内，加进3杯水，煮开后放入猪肉、胡萝卜，重新5～10min后，加入盐和酱油调味，淋上香油，撒上香菜末，即可食用。

功效： 促进食欲，补充体力，防癌抗癌。

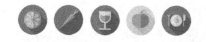

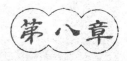

第八章

泌尿系统肿瘤患者

第一节 肾癌患者

肾肿瘤穿刺活检术后怎么吃？

① 以清淡，易消化的食物为主，注意优质蛋白质及维生素的补充。如鸡蛋、家禽、鱼等。

② 均衡饮食，食物应多样化。

③ 避免辛辣刺激性食物。

肾癌患者手术前怎么吃？

① 无肾功能损伤的饮食原则是高热量、高蛋白、高维生素清淡饮食。

② 有血尿或发热者勤喝水，每天需喝水1500 ~ 2500ml或以上。

③ 低盐低脂饮食，少吃食盐腌制品，如咸菜、酱菜、咸蛋、咸肉、香肠及罐头食品等。

④ 戒烟戒酒。

⑤ 术前1天进流质饮食，如鸡汤、鱼汤、肉汤、米汤等。避免进食奶类及豆制品，以防肠胀气，影响医生手术操作及术后肠道功能恢复。

肾癌患者术后怎么吃？

① 初期患者肠道功能未恢复前，需禁食禁饮，通过静脉补充液体、糖、

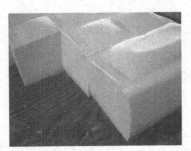

盐类和氨基酸等营养物质。

②待肠道功能恢复，即肛门排气后，可遵医嘱进少量温开水，如无不适即可进食温热流质饮食，宜少量多餐，逐渐加量，如瘦肉汤、排骨汤、青菜汤等，每次50～100ml，每天6～7次。

③进流质饮食3天左右无腹胀等不适，可酌情过渡到易消化的半流质饮食，如藕粉、蒸蛋、瘦肉粥、嫩豆腐、碎蔬菜末等，少量多餐。

④半流饮食3～7天后根据大便排泄情况酌情向软食和普食过渡，切忌"滥补"以免增加肠道负担。在食物的选择上整体宜清淡、低盐低脂，低胆固醇，高优质蛋白质饮食，避免进食螃蟹，动物内脏等含胆固醇高的食物。宜选用如赤小豆、绿豆、小米、紫米、芦笋、香菇、红薯、土豆、西红柿、芹菜、南瓜、洋葱、山药、苹果、杏、大枣、梨、枇杷、柠檬、鸡肉、鲤鱼、鳕鱼、海带、鸡蛋、牛奶、豆浆、豆腐等食物。

肾功能不全患者怎么吃？

①限制蛋白质：据肾功能损害程度确定膳食蛋白质摄入量。肾功能损害不严重者，不需要严格限制蛋白质摄入量，以免造成营养不良。蛋白质供给量为0.7～0.8/（kg·d），以不超过1.0g为宜，肾功能不全代偿期，肾小球滤过率50～80ml/min，血肌酐1333～177μmol/L，优质蛋白质应占50%以上。肾功能不全失代偿，肾小球滤过率20～50ml/min，血肌酐186～442μmol/L，氮质血症期，蛋白质供给量为0.6～0.7g/（kg·d），尿毒症晚期蛋白质供应量为0.3～0.5g/（kg·d）或小于40g/d，有利于保留残存肾功能。食物可选用鸡蛋、牛奶、瘦肉等动物性蛋白质，尽量不选植物性蛋白质。

②限制钠摄入：钠摄入量取决于水肿程度和有无高血压。有水肿和高血压者，应限制钠的摄入，采用限钠饮食。轻度水肿和高血压者，给予低盐饮食，全日用盐2～4g/d，水肿和高血压严重时，给予无盐饮食，全日供钠1000mg左右，或低钠饮食，全日供钠不超过500mg，食物的选用可参考附录B。

③保证能量供给：由于限制蛋白质，故能量供给应以碳水化合物和脂肪为主要来源，供给量应视劳动强度而定，以满足活动需要。通常可按

30 ~ 35kcal/（kg·d）供给，每日总量在2000 ~ 2200kcal为宜。

④ 充足矿物质和维生素：宜多摄取各种维生素含量丰富的食物，如新鲜蔬菜和水果。有贫血表现时，应多供给B族维生素、叶酸和富含铁的食物，如动物肝脏、瘦肉、猪血、绿叶蔬菜、菠菜、花菜、莴苣等。但血钾高时，应慎重选用含钾量高的蔬菜和水果，如扁豆、杏干、冬菇、竹笋、紫菜、香蕉等。

⑤ 食欲较好，可以活动的患者，每天进3餐。食欲差，体质弱的患者，每天可进4 ~ 5餐。

⑥ 忌用酒精类饮料和刺激性食物。

慢性肾功能衰竭低盐低蛋白质参考食谱

早餐：牛奶（牛奶100ml，白糖15g），麦淀粉饼（麦淀粉50g）。
加餐：水果（西瓜100g）。
午餐：米饭50g，白菜木耳（小白菜200g，黑木耳20g），酸奶50g。
加餐：水果（梨100g）。
晚餐：麦淀粉面条（麦淀粉100g，鸡蛋40g），烧萝卜（萝卜200g）。
食用烹调油50ml，全日用酱油5ml。
营养成分：能量1523kcal，蛋白质19.7g，钾1082.8mg，钠686.3mg。

 肾癌根治术后应注意保护健侧肾

肾癌根治术后，患者只有一个肾，要保护余下的健康肾，避免重体力劳动，避免健侧肾创伤，避免使用损伤肾的药物。均衡饮食，避免营养不良造成免疫功能下降间接伤害肾功能。

肾部分切除术后需卧床休息10 ~ 14天，防止过早活动引起创面出血。

肾癌患者的饮食宜忌有哪些？

① 宜平衡膳食，食物多样，适量选用蛋类、奶类、鱼类，少用红肉、肥肉和动物油。可选用藕粉、蜂蜜、粉丝、粉皮、凉粉、核桃、山药、干大枣、桂圆、干莲子等。

② 宜多吃增强体质、提高免疫力的食物，如沙丁鱼、虾、青鱼、泥鳅、淡菜、牡蛎、猪肝、猪腰、芡实、莲子、核桃、苹果、猕猴桃、刀豆、赤小

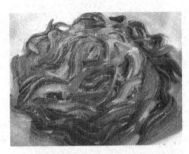

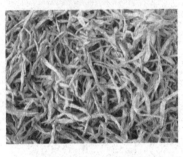

豆、紫河车、蜂乳、芝麻。

③ 腰痛者宜吃蛤蟆、余甘子、薏苡仁、芫荽、猪牛骨髓、刀豆、核桃、猪腰、鲍鱼、鲎、海蛇、淡菜。

④ 血尿者宜吃甲鱼、乌龟、穿山甲肉、无花果、乌梅、柿子、莲肉、藕、金针菜、芹菜、冬瓜、茅根、甘蔗、荠菜、桑椹。

⑤ 水肿者宜吃羊肺、海蜇、田螺、文蛤、海带、紫菜、鲤鱼、墨鱼、青鱼、蛤蜊、鲫鱼、芹菜、绿豆、黄花菜、香菇。

⑥ 忌烟、酒、咖啡等。

⑦ 不吃或少吃辛辣刺激性食物如干辣椒、胡椒、咖喱、动物内脏等。

⑧ 忌霉变、油煎、肥腻食物。

⑨ 烹调宜少盐和酱油，少用咸味调味品。

⑩ 不吃或少吃咸味食物，特别是广式腌制鱼、腌制辣椒、腌菜、腊鱼腊肉等。

⑪ 少吃加工过的干酪、罐头包装的肉类。

康复期肾癌患者怎么吃?

① 平衡饮食、均衡营养是肾癌患者康复期的饮食原则。肾癌患者宜选用食物如下。

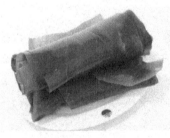

a.五谷杂粮类　赤小豆、绿豆、玉米、薏苡仁、糙米。

b.蔬菜类　香菇、芦笋、白萝卜、莲子、百合、花菜、西兰花、大白菜、西红柿、茄子、胡萝卜、洋葱、山药、红薯、土豆、银耳、黑木耳、菠菜、油菜。

c.水果类　苹果、香蕉、柠檬、梨、枇杷、葡萄、猕猴桃、大枣、木瓜、西瓜、香瓜、樱桃、草莓。

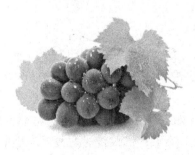

d.水产类　三文鱼、金枪鱼、鲈鱼、鳗鱼、海带、紫菜、海藻。

e.肉、蛋、豆类　猪瘦肉、鸭肉、鸡肉、鸡蛋、黄豆、黑豆。

② 少吃腌制腊鱼，腊肉。

③ 烹调方法以炖、煮、煨为主。

④ 忌食可致癌的食物。

⑤ 适当增加有辅助防癌抗癌作用的食物，如芦笋、胡萝卜、香菇、海带、大蒜、百合等以及十字花科蔬菜等。

推荐食谱

黄芪枸杞煲水鱼

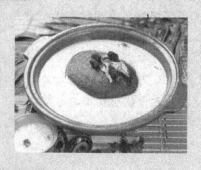

用料： 黄芪30g，枸杞子20g，水鱼1只（约500g）。油、盐等调味品适量。

做法： 用纱布包黄芪、枸杞子，水鱼去鱼鳞及内脏，洗净切块。加水适量炖熟烂，去黄芪渣，油、盐少许调味分次服用。

功效： 生津止渴，能减轻消化道的不良反应。

薏苡仁赤小豆猪肚汤

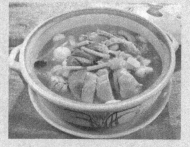

用料： 生薏苡仁80g，赤小豆80g，绿豆80g，猪小肚4个，陈皮1块，食盐少许。

做法： 新鲜猪小肚翻过来用食盐搓洗，再用清水洗干净，务求除去异味；生薏苡仁、赤小豆、绿豆和陈皮分别用清水浸透，洗干净。将以上材料全部放入瓦煲内，加入适量清水，先用大火煲至水沸，然后改用中火继续煲1.5h左右，以少许食盐调味，即可以佐膳饮用。

功效： 清热解毒，利尿去湿。适用于肾癌等泌尿系统肿瘤患者出现小腹坠胀、小便不畅或尿液带血时。

鸡片西葫芦

用料： 鸡胸脯肉200g，西葫芦150g，食用油、盐、酱油、葱花、姜丝各适量。

做法：鸡胸脯肉、西葫芦分别洗净，切成片；锅中放油烧热后，下葱花、姜丝爆香，放入鸡肉片煸炒至变色，烹入酱油，放入西葫芦片同炒，加盐调味，起锅装入盘中即可。

功效：用于辅助治疗水肿、腹胀等症状。

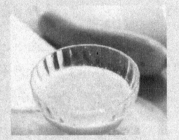

丝瓜汁

用料：丝瓜1根，蜂蜜适量。

做法：丝瓜去皮，洗净，切小块，在沸水中焯熟，捞出冷却；将丝瓜放入榨汁机，搅打成汁后连渣一起倒入杯中，待冷却后加入适量蜂蜜，饮用即可。

功效：丝瓜具有清热利尿的功效，对肾炎、肾癌均有辅助治疗的作用。

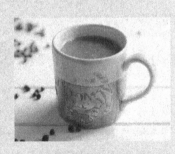

赤小豆豆浆

用料：赤小豆100g，白糖适量。

做法：将赤小豆淘洗干净，用清水浸泡4~6h；将泡好的赤小豆倒入豆浆机中，加水至上下水位线之间，启动豆浆机，待豆浆制作完成后过滤，依个人口味加适量白糖调味后即可饮用。

功效：赤小豆有健脾利湿的功效，适宜各种类型水肿者饮用，包括肾性水肿、肝硬化腹水，对处于康复期的肾癌患者有益。

桑葚小米汁

用料：桑葚60g，小米50g。

做法：小米淘洗干净，浸泡2h；桑葚洗净，去蒂；将小米、桑葚放入豆浆机中，加水至上下水位线之间，按说明书进行榨汁，制作好后倒出即可。

功效：桑葚为滋补肝肾、补血养颜、养心益智的佳果，配上小米还有除烦、安神的功效。

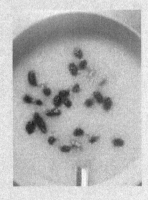

第二节　膀胱癌患者

膀胱肿瘤患者术前怎么吃？

① 进食高热量、高蛋白、高维生素的食物，如谷类、瘦肉、鱼、虾、蛋、新鲜蔬菜水果等。

② 对于糖尿病、高尿酸血症、高脂血症等合并疾病患者，还注意适当控制进食的种类和热量，以免病情加重。

③ 膀胱肿瘤电切术及膀胱部分切除患者，术前3天进细软易消化富营养饮食，手术前1天进流质饮食，避免进食牛奶、干豆等产气食物，防肠胀气影响手术操作和术后胃肠不适。

④ 根治性全膀胱切除患者，入院后至术前3天进食易消化富营养半流质饮食，如面条、燕麦片、蒸鸡蛋、多宝粥等。术前3天开始进流质饮食，如鸡汤、鱼汤、肉汤、米汤、匀浆膳或肠内营养制剂等。

膀胱癌根治性切除术后怎么吃？

① 如发生肠梗阻，需禁食禁饮，医生可能会做胃肠减压及中药保留灌肠、静脉输液纠正水电解质失衡及肠外营养支持治疗等。

② 余参见肾癌患者术后怎么吃。

专家提示　硬膜外麻醉及全麻后注意事项

硬膜外麻醉及全麻术后平卧6h，生命体征平稳后应取半卧位，每2h床上翻身一次，病情许可术后第1天协助下床活动，活动量根据个体适应能力而定，早日活动促进胃肠功能恢复，预防肠梗阻的发生。

膀胱肿瘤电切术及膀胱部分切除术后患者怎么吃？

① 硬膜外及全麻术后6h无恶心、呕吐症状者，可进食温热流质饮食，如

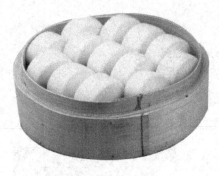

肉汤、米汤、匀浆膳等，每次50～70ml，少量多餐。如有恶心、腹胀等不适需暂缓进食。

②术后第一天进细软易消化饮食，如面条、燕麦片、蒸鸡蛋、多宝粥、碎蔬菜瘦肉末、馒头等，每天可选任意两三种搭配，以七分饱为宜，不可暴饮暴食。每天饮水2500ml以上，以达到自行冲洗膀胱的目的，预防术后感染。

③大便排泄通畅后恢复正常饮食，但应注意饮食需清淡富含水分及维生素，多食时令蔬菜、水果。

膀胱癌患者的饮食宜忌有哪些？

①长期血尿的可致机体贫血，故宜以凉血止血、清热止血、养血止血等为原则。可选用生地黄、生地榆、三七、鲜藕节、生薏苡仁等药物予以调治。

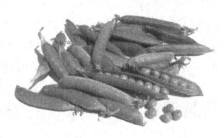

②大量摄入水果、蔬菜者，膀胱癌的发生率下降，尤其摄入十字花科蔬菜，如圆白菜、花菜、萝卜、白菜等，宜多进食这类蔬菜。

③宜多食优质蛋白质，如鱼肉、鸡蛋、牛奶等，增加营养以增强机体的抗病能力。

④维生素A和胡萝卜素与膀胱癌发生呈负相关。宜食胡萝卜、西红柿、豌豆、丝瓜、百合、甲鱼等食物。

⑤膀胱癌与脂肪的摄入呈正相关，少食或忌食高脂肪食物如肥肉、动物内脏等。

康复期膀胱癌患者怎么吃？

①保证营养平衡，食物品种多样化，不偏食。

②饮食宜清淡，少吃高脂肪、辛辣和油炸的食品。

③每天摄入至少5份的蔬菜和水果，多饮水，每天摄入液体量大于2500ml。

④戒烟戒酒，每日饮水2500ml以上，增加尿液，预防感染。

归芪乌鸡汤

用料：乌骨鸡250g，黄芪30g，当归10g，生姜2片，调味品适量。

做法：将乌骨鸡宰杀，去毛及内脏，洗净备用，黄芪、当归、生姜洗净备用，将乌骨鸡、黄芪、当归放入炖盅中，将炖盅放入适当清水后放入炖锅中，先用武火煮沸炖锅中的水，再改用慢火炖1～1.5h，取出炖盅，在汤里加入适量调味品即可，喝汤吃肉，每周1～2次。

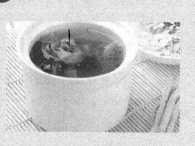

功效：适用于膀胱癌气血亏虚者。

三仙瘦肉汤

用料：焦麦芽、焦谷芽、焦六曲各30g，猪瘦肉100g，调味品适量。

做法：将猪瘦肉洗净切细备用，将焦麦芽、焦谷芽、焦六曲准备好，将切细猪瘦肉、焦麦芽、焦谷芽、焦六曲放入陶瓷锅中，往陶瓷锅里加入适量的清水，先用武火煮沸，再改用慢火煮30min，煮熟后去渣留汤，加适量调味品即可，喝汤吃肉，每日一次。

功效：膀胱癌食欲缺乏者。

枸杞虾仁

用料：龙井茶8g，枸杞叶10g，虾仁250g，鸡蛋（取蛋清）1个，食盐4g，淀粉35g，猪油250g，黄酒、味精各适量。

做法：龙井茶、枸杞叶放碗中，加少量沸水略泡使其涨开，沥净水；虾仁洗净，吸干水，加蛋清、食盐、淀粉拌匀上浆，若能放置冰箱中醒30min更好。将锅烧热，把猪油烧至三成熟时，投入虾仁，用勺划散，待一变色就盛起；原锅留少许油，放入茶叶，加黄酒、味精，再投入虾仁，与茶叶拌和即可食用。

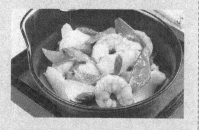

功效：适用于膀胱肿瘤见阴阳两虚，小便有血者。

蒜泥海带粥

用料：大蒜20g，海带100g，大米80g，盐、香油各适量。

做法：大蒜去皮，剁成蒜泥；海带洗净，切碎；大米洗净，浸泡30min；锅置火上，放入大米和适量水，大火烧沸后放入海带，熬煮成粥；待粥煮熟时，放入蒜泥，加盐调味，淋上香油即可。

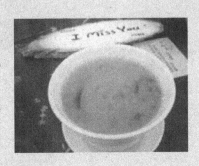

功效：消痰软坚、泄热利水的功效。

蒜蓉西葫芦肉片

用料：猪肉100g，西葫芦450g，食用油、盐、蒜蓉、香油各适量。

做法：将西葫芦洗净切片备用，猪肉洗净切片。锅中放油，烧热后下肉片，旺火炒至肉片散开变色，出锅备用。锅中再放油烧热后，下蒜蓉爆香，放入西葫芦片炒至八成熟，放入肉片拌炒至熟，加盐调味，淋上香油，关火即可。

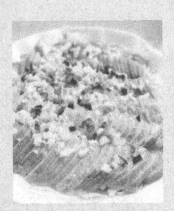

功效：西葫芦膳食纤维较为丰富，对肿瘤患者有益。

地骨鸡汤

用料：鸡腿1支（约100g）、地骨皮30g、黑枣20g、枸杞子10g，米酒1大匙、盐1/2小匙。

做法：鸡腿洗净后，剁切成3cm大小的块状，放入热水中汆烫，捞起以清水冲洗去血水和脏污，地骨皮和黑枣洗净；枸杞子略冲一下水备用，把地骨皮放入电饭锅内，内锅加2杯半的水，外锅加1杯水，炖煮至开关跳起，再放入鸡腿、黑枣及米酒，并在外锅重新加1杯水，继续炖煮至开关跳起，加入枸杞子和盐调味，即可食用。

功效：清热退火，增强体力。

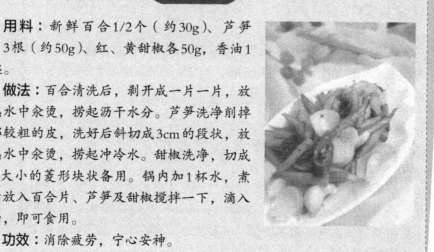

百合芦笋

用料： 新鲜百合1/2个（约30g）、芦笋2～3根（约50g）、红、黄甜椒各50g，香油1小匙。

做法： 百合清洗后，剥开成一片一片，放入热水中汆烫，捞起沥干水分。芦笋洗净削掉茎部较粗的皮，洗好后斜切成3cm的段状，放入热水中汆烫，捞起冲冷水。甜椒洗净，切成2cm大小的菱形块状备用。锅内加1杯水，煮开后放入百合片、芦笋及甜椒搅拌一下，滴入香油，即可食用。

功效： 消除疲劳，宁心安神。

第三节　前列腺癌患者

前列腺肿瘤穿刺活检前怎么吃？

检查前3天给予易消化半流质饮食，如面条、燕麦片、蒸鸡蛋、多宝粥等，同时口服肠道抗菌药物，如甲硝唑、庆大霉素等。检查前1天进食米汤、菜汤等清流质饮食，避免进食牛奶、豆奶等，以防肠胀气。检查当天予以清洁洗肠。

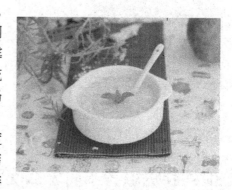

也有学者认为饮食控制与肠道清洁度关系不大，无需控制饮食，但需服足量泻剂。由于直肠的解剖和生理功能，即使穿刺前晚不禁食，对于直肠部位的清洁度影响也不是很大，因此主张饮食控制可不作为肠道准备的必须阶段。

前列腺穿刺活检是术前诊断前列腺癌最重要的手段

经直肠指引前列腺穿刺活检是常用的活检方法。穿刺活检的指征为：①直肠指检发现结节；②PSA>4ng/ml，且fPSA/tPSA比值<15%或B超发现前列腺低回声结节；③PSA>10ng/ml。

前列腺肿瘤穿刺活检术后怎么吃？

检查后需防止排泄干结大便刺激前列腺穿刺处引起或加重出血。宜进食清淡、易消化、多膳食纤维、少胀气食品，多吃蔬菜和水果，如香蕉、西瓜及梨等润肠通便饮食，避免便秘，减轻腹压，多饮水，每日饮水量大于2500ml，以达到增加尿量、自我冲洗尿道的目的。

前列腺癌患者手术前怎么吃？

① 根治性手术创伤较大，术后患者处于负氮平衡期，因此术前应进食高热量、高蛋白、富含维生素食物，饮食摄入不足者，主张每天补充均衡型肠内营养制剂400 ~ 600ml，提高其机体免疫力，以利于术后伤口的愈合。尽可能地选择乳、蛋、鱼等具有较高营养的食物以及较多维生素的蔬菜。

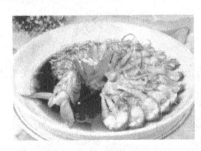

② 有血尿者勤喝水，每天需喝水2500ml以上。

③ 术前3天应进无渣半流饮食。

④ 术前一天进食流质饮食，如鸡汤、鱼汤、米汤等，建议少吃或不吃易致胃肠道产气的食物如豆类、奶类。

前列腺癌患者术后怎么吃？

① 初期患者肠道功能未恢复前，需禁食禁饮，通过静脉补充液体、糖、盐类和氨基酸等营养物质。

② 肛门排气，即肠道功能开始恢复后进食米汤、菜汤等流质饮食，当大便排泄通畅后逐步过渡至普食，多饮水>2000ml/d，多食蔬菜、水果、勿用力排便。对有便秘者，恢复饮食后可给予中药煎剂、乳果糖、通便口服液通

便，同时予开塞露协助排便。

③ 在食物的选择上整体宜清淡、富含维生素、低盐低脂，低胆固醇，高优质蛋白饮食，避免进食螃蟹、动物内脏等含胆固醇高的食物。

前列腺癌患者药物治疗时怎么吃？

① 药物治疗期间饮食原则：高热量、高蛋白、高维生素、低脂饮食。

② 少量多餐，每天5～6餐。

③ 烹调方式以蒸煮炖为宜，饮食宜清淡易消化。

④ 化疗期间并发症期间如何吃，请参照相关章节。

 前列腺癌的化学治疗包括内分泌治疗

内分泌治疗一般适用于局部进展期和转移性前列腺癌，即C期和D期，内分泌治疗能够明显延长患者的肿瘤无进展存活期和总存活期，并能有效缓解肿瘤所致的症状。常用的药物有促性腺释放激素类似物。化学治疗仅适用于内分泌治疗和放射治疗失败者。

前列腺癌患者放疗怎么吃？

① 饮食不含动物性脂肪及各种刺激性调味品。

② 少吃或不吃高膳食纤维的食物如芹菜、韭菜、豆芽、笋等。

③ 食物中保证优质蛋白质的补充，以鱼肉、低脂奶、蛋等为宜。

④ 每天饮水2000～2500ml以上。

⑤ 烹调方式以蒸煮为宜。

前列腺癌患者的饮食宜忌有哪些？

① 食用大量的蔬菜和水果，减少饱和脂肪的摄入。

② 宜多食鱼肉等不含饱和脂肪酸的食物，尤其是海鱼如带鱼、黄花鱼等。

③ 少食用羊肉、狗肉、动物肾、鞭、茸等。

④ 忌烟、酒、咖啡。

⑤ 忌辛辣刺激性食物，如桂皮、花椒、生姜等。

⑥ 忌霉变、油煎、肥腻食物。

康复期前列腺癌患者怎么吃?

① 平衡饮食、均衡营养是康复期的饮食原则。

② 控制饮食中脂肪和胆固醇的含量，进食低脂食物，低脂奶制品，食物中少加油，少食红肉，大量红肉会增加前列腺癌的患病风险。

③ 多吃豆类和蔬菜，大豆中的异黄酮能降低雄性激素的破坏作用，并抑制和杀死癌细胞。菜花、西兰花等蔬菜有防治前列腺癌的功效。另外，每天还可以吃点亚麻籽、西红柿等，西红柿含有番茄红素，对前列腺癌有防治作用。

④ 相关研究表明，绿茶对防治前列腺疾病起到一定作用。

⑤ 每天摄入2000mg以上的钙可导致患前列腺癌的风险增加3倍。但为了骨骼健康和预防骨质疏松，每天适量的钙是必要的，建议从食物中补入，少食用钙补充剂。同时有研究表明，阳光暴露与前列腺癌发病率呈负相关，阳光可增加维生素D的水平，因此建议适当晒太阳。

⑥ 保持健康体重。锻炼，尤其是高强度的锻炼会给前列腺癌患者带来益处。

推荐食谱

番茄鱼片

用料：鲜鱼500g（河鱼、海鱼均可），胡萝卜70g，葱头50g，芹菜50g，香菜半棵，胡椒粉适量，白糖15g，番茄酱25g，食油70g，食盐、面粉、干辣椒、白醋各适量。

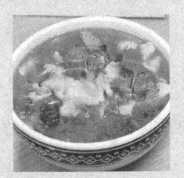

做法：鱼去鳞，去内脏，洗净后切片，葱头切细丝，胡萝卜切成花刀片，芹菜切细丝，香菜洗净后切段。将鱼片加食盐、胡椒粉、白醋拌腌一下，再沾面粉，入热油锅内炸至金黄色捞出。炒锅烧热，加底油，油热后放葱头丝、胡萝卜片、芹菜丝、干辣椒段、香菜、胡椒粉，煸炒至半熟，加番茄酱、白糖，煸炒片刻，再加适量清水，放入鱼片，烧一会即可出锅食用。

功效：前列腺癌血浆蛋白低下者。

黄芪炖鸡

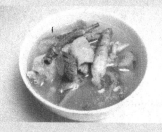

用料：当归、黄芪各30g，鸡肉（去皮）250g，生姜15g，调味品适量。

做法：将鸡肉洗净切块，当归、黄芪、生姜用布包好，同放砂锅内加水适量炖至烂熟，去药渣调味服食。每天1次，连服4～5天。

功效：前列腺癌伴气血两虚的患者。

五味瘦肉汤

用料：山药15g，山茱萸9g，女贞子15g，龟板30g，槐蕈6g，猪瘦肉60g。

做法：前五味煎汤去渣，加猪瘦肉煮熟服食，每日一剂。

功效：前列腺癌伴肝肾阴虚型。

素什锦

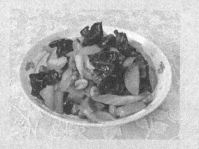

用料：豆腐干300g，胡萝卜、黑木耳、西兰花、香菇、莴苣各50g，栗子4个，食用油、姜末、白糖、生抽、盐、葱花、香油各适量。

做法：香菇、黑木耳分别泡发后切小块；胡萝卜、莴苣、西兰花分别洗净、切块；栗子切十字刀口，煮10min捞出放入凉水，剥去壳切成小块；豆腐干切小块；锅置火上，放入食用油，煸香葱花、姜末，放入豆腐干、香菇、黑木耳、胡萝卜、西兰花、栗子炒匀，加适量生抽、白糖调味，加少量水焖5min；放入莴苣炒匀，大火收汁，淋上香油，加盐调味即可。

功效：营养素全面，增加膳食纤维的摄入，适用于肿瘤患者。

鸽子瘦肉汤

用料：鸽子1只，猪瘦肉150g，桂皮5g，姜、盐各适量。

做法：鸽子去毛，去内脏，洗净，切成块，用开水焯3min，去血水，捞出洗净；猪瘦肉洗净，切块；桂皮洗净，沥干水分；姜洗净，切片；将鸽子肉、猪瘦肉、桂皮和姜片放入砂锅中，加入适量水，大火煮沸后转小火煲2h，加盐调味即可。

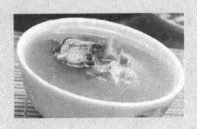

功效：有补肝益气的作用，对手术后患者有补益功效。

四君子汤

用料：鸡腿约150g、大枣8粒、党参3钱、茯苓3钱、白术3钱、甘草1钱、盐1/2小匙。

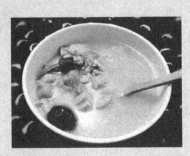

做法：鸡腿洗净后，剁切成3cm大小的块状，放入热水中汆烫，捞起以清水冲洗去血水和脏污，将所有药材用清水略洗一下，和鸡腿一起放入电饭锅内，加3杯水，炖煮至开关跳起，加盐调味，即可食用。

功效：健脾和胃，增加体力，提升免疫力。

素四物汤

用料：干金针花（干黄花菜）20g、干黑木耳30g、芹菜3～4根（约30g）、黄豆芽100g、冻豆腐50g、盐1小匙、香油1小匙。

做法：金针花、黑木耳清洗后，泡水1h，沥干水分；芹菜洗净，切3cm的段状；黄豆芽洗净，摘去须根；冻豆腐略汆一下水，把黑木耳、黄豆芽及冻豆腐放入锅内，加进3杯水，以中火煮20min，再放入金针花，继续煮滚10min；最后加入芹菜段、盐及香油，即可食用。

功效：清热解毒，增进食欲。

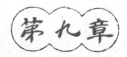

第九章

骨与软组织肿瘤患者

骨肿瘤患者术前怎么吃？

① 良性骨肿瘤患者术前给予高蛋白、高维生素的普食，注意食物的多样化，以增强机体对手术的耐受力，促进术后恢复。

② 肿瘤生长迅速、肿块较大、营养状况较差的患者，术前应进食高热量、高蛋白、高维生素饮食。每天三餐正餐外，推荐两餐中间及睡前1h加餐，加餐食物最好是牛奶（酸奶）、蒸鸡蛋、新鲜水果、干果等高热量、高蛋白的食物。

③ 需要卧床休息者应增加膳食纤维（如新鲜蔬菜、水果）的摄入，以促进肠蠕动；未并发糖尿病者可吃香蕉、蜂蜜润肠，避免便秘的发生。长期卧床者骨钙流失增加，应增加钙含量丰富的食物，如牛奶，每日饮水量应在2000ml以上，预防泌尿道感染和结石。

④ 营养不良者应在医生或营养师指导下使用均衡型的肠内营养制剂，每天三餐加餐。

骨肿瘤患者穿刺活检术前、术后怎么吃？

① 骨肿瘤穿刺活检术是在局麻下进行，术前不需要禁食。

② 术后也可立即进食，适当增加蛋白质和膳食纤维的摄入，以促进穿刺点愈合，预防便秘。

恶性骨肿瘤患者化疗期间怎么吃？

① 化疗期间饮食宜清淡、易消化，忌刺激性大、油腻、粗糙、坚硬、带刺及难以消化的食物。在色、香、味、形上下功夫，尽可能地适合和满足口味、爱好和习惯，以增进患者的食欲。进食后不立即躺下，以免食物反流引起恶心。

② 每天少食多餐，将食物分成5～6小份，分5～6次食用，化疗前2h进食。

③ 每日饮水量大于2000ml。注意口腔卫生，饭后及睡前淡盐水漱口。因口腔溃疡疼痛影响进食者，可于进食前使用局麻药利多卡因镇痛。大剂量甲氨蝶呤化疗者甲氨蝶呤输入后2h，遵医嘱每天用亚叶酸钙15mg加入250ml生理盐水，分次口服，共3日；口腔溃疡者可用亚叶酸钙、朵贝尔液和4%碳酸氢钠溶液交替漱口，溃疡面用生理盐水冲洗，然后涂以碘甘油。

④ 剧烈呕吐和口腔溃疡进食困难时应遵医嘱给予静脉营养。

⑤ 化疗可导致骨髓抑制、造血功能受损，造成气血两虚，脾胃虚寒，可用健脾开胃、排毒养肝滋补的方剂，起到标本兼治的功效；还可选用山药、莲子、鸡内金等健脾开胃；选用桂圆、枸杞子、乌鸡当归汤、复方阿胶浆等补气养血；选用红萝卜、马蹄、莲子、乌龟、水鱼、苦瓜、西红柿、冬瓜、水果类等滋阴生津。

专家提示 新辅助化疗已成为骨肉瘤的标准治疗模式

有效的术前化疗能使肿瘤周围炎症性水肿反应区和肿瘤新生血管消失，瘤体缩小，卫星灶消失，肿瘤周围连续性假膜形成和增厚，从而为保肢术提供良好的切除边缘。常用的全身药物有异环磷酰胺、顺铂、多柔比星、大剂量甲氨蝶呤等。这些化疗药物均可引起不同程度的恶心、呕吐，特别是顺铂，具有剧烈的催吐作用，其所致恶心、呕吐与剂量无关，多于给药后1～6h发生，持续数天。化疗药物还可引起黏膜损伤，包括口腔炎、舌炎、唇炎、食管炎、口腔黏膜溃疡、伪膜性肠炎和出血性肠炎。

骨肿瘤患者手术后怎么吃？

① 患者术后当天麻醉清醒，无恶心、呕吐，即可进食流质或半流质食物。

术后第一天可进普食（相关食谱见第二章）。

②术后适当增加优质蛋白的摄入，如鱼肉、鸡肉、鸡蛋、瘦肉等，以促进骨骼和伤口的愈合。

③手术创伤大，术中失血较多者，应进食含铁丰富的食物，如动物肝脏、瘦肉、动物血、菠菜等。贫血者可遵医嘱服用铁剂。铁剂宜饭后服用，因为食物能延长铁剂在肠道内的停留时间，可使铁质充分被人体吸收，而且还可减轻对胃肠的刺激，铁剂不宜合用抗酸药，如西咪替丁、雷尼替丁等，碱性药物也不宜，如复方氢氧化铝（胃舒平）、氢氧化铝等；否则会影响铁质吸收。另外，四环素、氯霉素、阿托品、维生素E、口服的避孕药等均不宜与铁剂合用。服药期间应多食用一些富含维生素C的水果、蔬菜或服用维生素C片剂，以促进铁的吸收。茶叶含有鞣质，能与铁生成难溶的铁盐，妨碍铁的吸收；含钙、磷多的食物如牛奶、花生仁可与铁生成难溶性物质，影响铁剂的吸收，这些食物均应避免与铁剂混合同服。铁剂在胃肠道内与硫化氢结合会使大便颜色变成黑色，不要惊慌。服铁剂易导致便秘，因铁剂致肠蠕动减弱，故要求多吃富含膳食纤维素的食物，如新鲜蔬菜、水果等，以保持大便通畅。

④术后患肢制动和卧床时间较长者应增加膳食纤维的摄入，多吃蔬菜、水果，多吃含钙丰富的食物，多饮水。

 外科手术是骨肿瘤治疗最主要的手段

良性骨肿瘤的手术方式有：①刮除植骨术与骨水泥或自体骨及异体骨填充；②肿瘤边缘性切除。由于恶性肿瘤生长和扩散方式特殊，手术范围比较广泛，手术方式有保肢和截肢两种，保肢手术的重建方法有：瘤骨骨壳灭治再植术、异体骨半关节移植术、人工假体置换术、关节融合术。

骨肿瘤患者的饮食宜忌有哪些？

①禁烟、酒，少吃或不吃腌制类食物，特别是广东式腌制鱼、腌制辣椒、腊鱼、腊肉等。

②化疗期间忌坚硬、粗糙、带刺、难吸收、辛辣、刺激性的食物，避免损伤口腔和消化道黏膜。

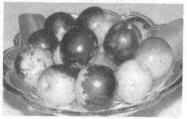

③不宜过多食骨头汤。喝骨头汤并不能补钙，因为骨头中的钙能溶解在汤里的量很

低，长期喝骨头汤有高脂血症的风险，并不能达到补钙效果。

④ 食物品种宜多样化，以保证营养均衡。

⑤ 术后宜食用优质蛋白和维生素C丰富的食物，以促进骨骼和伤口的愈合。

⑥ 恶性骨肿瘤患者宜适当选用增强免疫力的食物，如灵芝、黑木耳、银耳、香菇、蘑菇等菌菇类食物，也可多食用芦笋、菜花、海带、紫菜、瘦肉、鱼类、苹果、猕猴桃、鲜枣等。

化疗后1个月内的恶性骨肿瘤患者怎么吃？

① 以清淡、易消化的食物为主，注意优质蛋白质及维生素的补充。

② 少量多餐，每天上午、下午、晚上加餐2～3次，加餐食物有蒸鸡蛋、酸奶等，食欲不佳者加餐食物可以是整蛋白型肠内营养制剂。

术后3个月后的骨肿瘤患者怎么吃？

① 平衡饮食、均衡营养是骨肿瘤术后的饮食原则，按时进食，不挑食，培养多食新鲜蔬菜、水果的习惯，少吃高糖分、高脂肪的食物如糖果、动物内脏、肥肉等。

② 适当增加有辅助防癌抗癌作用的食物，如芦笋、胡萝卜、香菇、海带、大蒜、百合等，以及十字花科蔬菜等。

推荐食谱

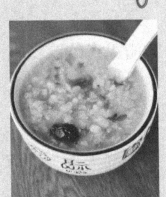

薏苡仁粥

用料：薏苡仁6g，大米150～200g。

做法：煮粥于早上空腹食用。

功效：薏苡仁有清补利湿健胃之功效，对癌细胞有抑制作用，适用于患肢酸痛，肌肤麻木，肿胀的骨肿瘤患者。

党参黄米茶

用料：党参15～80g，炒米（即大米炒至焦黄）30g。

做法：上述材料加水四碗煎至一碗半，代茶饮。

功效：补中益气、调和脾胃、补血生津作用，党参还能提高患者的抗病力，增加血中白细胞，适用于骨肿瘤化疗的患者。

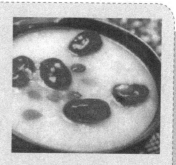

大枣排骨糯米粥

用料：排骨1～2根（切段），大枣20～30枚，糯米、调味品适量。

做法：上述材料加清水煮成稀粥，调味服食。

功效：补脾养血、补肾益气，适用于良性骨肿瘤手术刮除后植骨的患者。

香菇竹笋汤

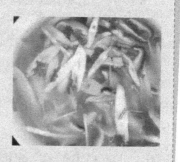

用料：香菇25g，竹笋15g，黄花菜110g，姜、盐、高汤各适量。

做法：香菇泡软去蒂切厚丝；姜切丝，黄花菜洗净后打结；竹笋剥皮切厚丝；将竹笋、姜丝放高汤锅中加适量水，煮沸15min，再放香菇、黄花菜煮5min后加入盐调味即可。

功效：适用于骨肿瘤患者。

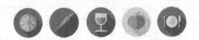

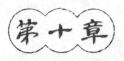

肿瘤患者的饮食误区

误区一：听说吃素的人不容易得肿瘤。肿瘤患者应只吃素食

其实不管是荤食还是素食，能够达到营养均衡才是最重要的。荤食不一定对身体不好，素食者若不注意营养素的均衡摄取，容易造成免疫力下降，如此一来反而失去原本为健康而吃素的用意，更加得不偿失。

在接受肿瘤的治疗，如手术、放射治疗，或是在化疗的过程中，比一般人对蛋白质的需求更高，故不宜只吃素食，应尽量避免过于单一的食材。除新鲜蔬果外，还需辅以豆类、坚果类，再搭配适量新鲜的鱼类、肉类，才是均衡的健康饮食。

误区二：不摄入营养，癌细胞就会饿死

不会！

有些人认为"肿瘤患者增加营养会使肿瘤细胞生长加快，增加复发、转移的机会"，所以有些人认为要饿死肿瘤细胞。这种说法是不正确的，也是没有任何科学依据的。因为化疗、放疗等治疗手段在杀死肿瘤细胞的同时，也会损伤机体的正常细胞，甚至造成营养不足，无法进行正常的治疗。营养治疗是疾病治疗和康复的需要，是实施各种治疗措施的保证。同正常人一样，每天也需要消耗一定的能量来维持基础代谢，再加上肿瘤生长的消耗与手术、放疗、化疗等治疗措施所带来的消耗，所以，肿瘤患者需要补充比正常人更多的营养。如果不重视营养支持和补充，必然会导致营养不良、体质下降，以致不能承受手术或造成术后并发症增加，恢复减慢；导致不能完成接下来的化疗或放疗，而影响治疗的效果。相反的，若注意进行正确的营养支持，则可在改善患者机体营养状况的同时，增强机体的免疫功能，此时再加上有效的治疗措施，可以提升治疗的效果，改善生活质量并延长生存期。目前国际上恶性肿瘤的治疗中，营养治疗已成为手术、化疗、放疗的重要辅助治疗手段。

误区三：肿瘤细胞靠摄取糖生长，所以肿瘤患者不能吃糖。

不是！

此处的糖指经过加工的精制糖，将糖作为食物调味品，少量添加是可以的，但是大量的糖可能会增加肿瘤发展的风险，而对肿瘤切除后无瘤的患者风险不大。美国癌症研究所2009年发布的建议：应限制精制糖的摄入，女性每天不超过25g，男性每天不超过38g。无糖尿病的患者可以按照此标准摄食，糖尿病患者不可食用精制糖。

误区四：豆腐是发物，乳腺癌患者不可以吃大豆及豆制品

不是！

现代科学研究表明：植物雌激素是一种具有类似动物雌激素生物活性的植物成分，已发现有几百种植物中含有植物雌激素，包括异黄酮类、木酚素类、香豆雌酚等，以大豆异黄酮为代表，该物质已被证明有很强的抗癌潜力。

大豆制品如豆腐、豆浆、豆干、黄豆粉等。大豆中有植物性异黄酮成分，属于植物性雌激素，可抵制与性荷尔蒙相关癌细胞生长，如乳腺癌、前列腺癌。一般人每天需摄入豆类25～30g，相当于豆腐丝40g左右或豆腐干50g左右或豆浆350～400ml或内酯豆腐150～200g。

误区五：在肿瘤治疗期间可以吃烧烤食物或油炸食物

不可以。

因为烧烤和油炸烹调方法常导致超过200℃以上的高温，而高温会导致脂肪产生自由基，并形成苯并芘类多环芳烃类致癌物，蛋白质可形成杂环胺类强致癌物，淀粉类食品则形成丙烯酰胺，均会导致肿瘤发生，比如炸薯片中就含有大量的丙烯酰胺。

误区六：渴汤最营养，营养都在汤里

不在！

"营养在汤里"是一句老话。很多手术后的患者恢复饮食后只靠喝汤补充营养，结果越补体重越轻，白蛋白越低。根据科学测试，汤的营养成分：少量的维生素、矿物质、嘌呤、少量的脂肪及蛋白质分解后的氨基酸，最多只相当于原来食物的5%～10%，而大量的蛋白质、脂肪、维生素和矿物质都在原材料内，如鱼肉、猪肉、鸡肉等。因此，尽量将汤里面的食物加工得烂而碎，让患者在喝汤的同时将渣的内容一起吃进去。

误区七：补钙喝骨头汤就可以了

不能！

一碗400ml猪骨头汤中含钙量仅有1.9mg，与一般成年人每日所需800mg的钙量相差甚远！一袋400ml的鲜奶含钙量416mg，接近一般成年人每日需要量的一半以上；100g的豆腐含钙量120mg左右，100g的香干含钙量300mg左右。每日饮食中若包含了以上的食物，则依靠饮食便补充够了普通成年人每日钙的需求量。

误区八：吃牛肉会"上火"，肿瘤患者在治疗期间不能吃牛肉

牛肉富含蛋白质，氨基酸组成比猪肉更接近人体需要，能提高机体抗病能力，对术后、补充失血、修复组织等方面特别适宜。化疗后第7～10天白细胞数降至最低，所以抵抗力变差，身体较易倦怠。牛肉含丰富的铁，有助于造血，帮助体力恢复。建议每周食用1～2次，每次50～100g。不吃牛肉或素食者，可多用银耳加莲子、薏苡仁、枸杞子、大枣等炖煮，也有助于白细胞生成。

误区九：要严格忌口，鸡鸭鱼等所有肉类都是发物不能吃

这是没科学依据的。过度忌口的结果只能使得机体日渐消瘦，体质一日不如一日，无法更好地接受针对肿瘤的治疗。也有人则认为不用忌口，什么都可以多吃，以增强体质和免疫力来对抗肿瘤。结果吃了很多肉类食物，引起消化不良，加重肝、肾负担。

对于民间所说的发物，是否能引起肿瘤，目前尚无确切的科学根据。一些肿瘤患者认为不能吃鸡，甚至鸡蛋也不能吃！他们认为老母鸡是"发物"，吃了会加速肿瘤的发展，或促使肿瘤复发。我们的回答是：至今尚未发现肿瘤与"发物"有必然的联系。鸡蛋的各种营养比例很适合人体生理需要，易为人体吸收，利用率高达98%以上。其所含的蛋白质质量优良。现在医学常用的复方氨基酸输注液，其中有一种是由14种氨基酸所组成，就是按鸡蛋中氨基酸的组分结构比例配制而成。这种复方氨基酸称为全蛋模式，广泛用于胃肠道疾病、消化道吸收障碍的患者；对于改善营养不良状态以及各种原因引起的低蛋白血症患者，为机体合成蛋白质提供原材料，可见鸡蛋具有很高的营养价值。同样，任何动物类高蛋白食物，都是经过胃肠道消化、分解成氨基酸、脂肪、碳水化合物而被吸收。

中医所说的大发之物——公鸡、鲤鱼，不吃也罢。猪头肉、动物内脏、虾蟹等是民间所说的"发物"，多易引起过敏，不宜长期大量食用。我们认为，除吃中药应遵医嘱忌口外，一般不宜过度忌口，以免影响营养的摄入。

误区十：肿瘤手术后要多吃各种营养品

手术后的体质恢复需要均衡的营养，如蛋白质的摄入、维生素的摄入、热

量的摄入等。如果基本营养不能得到保证的话，一味地摄取人参、冬虫夏草、燕窝、灵芝孢子粉等补品是达不到预期效果的。手术后的恢复更要注重基本饮食营养。在医院接受治疗时，所服用的补品需要依照医生指示，配合并告知，避免与治疗冲突或影响。

在食材选择上尽可能做到可以进食同等、相似且营养的食物即可，没必要追求食用太昂贵的食物。如燕窝的营养就可以用银耳取代，其他像莲藕、菱角、芦笋、薏苡仁、芦荟、赤小豆、香菇等，皆是营养价值很高的食物，且具有防癌抗癌功效，可多食用。

误区十一：肿瘤患者应多吃保健品

目前市场上保健品种类繁多，功能各异，各种广告更是铺天盖地，将保健品功效说得神乎其神，有病治病，无病强身。现在肿瘤发病率高，患者多，与肿瘤有关的保健品也层出不穷。保健品对肿瘤患者有一定好处，但不能将这种作用无限夸大。

肿瘤首先应该进行正规系统的治疗如手术、放化疗、中药、营养治疗，这些正规治疗是保健品所无法替代的。在选择保健品时首先要想到保健品不是治疗药，同时要仔细阅读说明书，了解其主要功效对症选购。还要注意是否有保健品标志、批号、厂名等。近年来，一些学者将肠内营养的目标放在恢复、维护和提高免疫功能上，尝试在标准肠内营养的基础上，增加一些物质，其中有精氨酸（Arg）、谷氨酰胺（Gln）、ω-3脂肪酸、核糖核酸、二十二碳五烯酸（EPA）、二十碳四烯酸（DHA）等，以期增强肿瘤患者的免疫功能，提高抗侵袭性治疗的能力。如果病情需要，在医师或营养师的指导下，可选择服用一些肠内营养制剂、乳清蛋白等。服用剂量及其配制方法需遵照营养师的指导。

误区十二：肿瘤患者在肿瘤治疗期间应多摄入碱性食物。

不是！

宣传这种饮食的人认为，当我们吃肉、奶制品和谷物时，体内形成过多的酸性物质，而这些酸性物质导致了肿瘤以及骨质疏松、肥胖、心脏病、抑郁症的发生，建议多食用蔬菜、水果等碱性食物。这种观点片面，并没有充分的科学道理。实际上，在食物的化学研究中，根据食物燃烧后所得的灰分性质，将食物分为酸性和碱性，而不是根据在体内形成酸性和碱性物质。食物在人体内消化、吸收、代谢后形成的酸碱性非常复杂，但都会经过机体的酸碱平衡调节而维持机体正常的酸碱度，正常情况下不会出现酸性或碱性体质。流行病学研究证明，常吃蔬菜、水果及粗粮等是对人体有利的，但在肿瘤治疗期间，要膳食均衡，不能片面追求水果、蔬菜摄入量，更要保证足够的蛋白质摄入量，推荐高能量、高蛋白饮食。

误区十三：水果的营养比蔬菜好。

不是！

过去物质缺乏时，人们只有在生病的时候才能吃到水果。探望病人时，也是送水果，因此人们习惯认为，水果比蔬菜有营养。实际上我们通过查阅食物成分表后发现，水果的营养价值普遍比蔬菜低，古代养生理论提出的是"五菜为充，五果为助"，可见祖辈们早就知道蔬菜比水果营养价值高。中国居民膳食指南推荐每天摄入蔬菜300～500g，深色蔬菜应占1/2，品种最好在五种以上，应包括叶类蔬菜、瓜果类蔬菜、菌藻类蔬菜（菌类如香菇、蘑菇、云耳等，藻类如海带、紫菜等），每天摄入水果200～350g，可以选择2～3个品种，蔬菜和水果不能互相替代。

参考文献

［1］李德爱，孙伟.肿瘤内科治疗药物的安全应用［M］.北京：人民卫生出版社，2004.

［2］美国抗癌协会.防癌抗癌营养和运动指南［M］.北京：科学技术文献出版社，2009.

［3］中国营养学会.中国居民膳食指南2016科普版［M］.北京：人民卫生出版社，2016.

［4］周岱翰，林丽珠.中医肿瘤食疗学［M］.贵阳：贵州科技出版社，2012.

［5］Grant BL，Bloch AS，Hamiton KK，Thomson CA.American Cancer Society Complete Guide to Nutrition for Cancer Survivors，2nd Ed.Atlanta，GA：American Cancer Society，2010.

［6］段绍斌，康意军，唐大寒.临床疾病营养学［M］.北京：科学技术文献出版社，2014.

［7］何裕民.何裕民教您抗癌的新生活［M］.长沙：湖南科学技术出版社，2015.

［8］张爱珍.临床营养学（第3版）［M］.北京：人民卫生出版社，2012.

［9］胡维勤.防癌，这样吃就对了［M］.武汉：湖北科学技术出版社，2014.

［10］中国抗癌协会肿瘤营养与支持治疗专业委员会.中国肿瘤营养治疗指南［M］.北京：人民卫生出版社，2015.

参考文献

附录A 食物交换份

附录A-1 不同类食物的交换份

组别	类别	每份重量/g	能量/kcal	蛋白质/g	脂肪/g	糖类/g	主要营养素
谷薯组	谷薯类	25	90	2.0	—	20.0	糖类膳食纤维
蔬果组	蔬菜类	500	90	5.0	—	17.0	矿物质
	水果组	200	90	1.0	—	21.0	维生素
肉蛋组	大豆类	25	90	9.0	4.0	4.0	膳食纤维
	奶制品	160	90	5.0	6.0	—	蛋白质
	肉蛋类	50	90	9.0	6.0		脂肪
油脂类	坚果类	15	90	4.0	7.0	2.0	脂肪
	油脂类	10	90	—	10.0		脂肪

附录A-2 等值谷薯类食物交换

食品	每交换份质量/g	食品	每交换份质量/g
大米、小米、糯米、薏苡仁	25	绿豆、赤小豆、芸豆、干豌豆	25
高粱米	25	干粉条、干莲子	25
面粉、米粉、玉米面	25	苏打饼干	25
混合面	25	烧饼、烙饼、馒头	35
燕麦片、小麦面	25	咸面包、窝头	35
荞麦面、苦荞面	25	生面条、魔芋生面条	35
各种挂面、龙须面	25	土豆	100
通心粉	25	湿粉皮	150
鲜玉米（1个，中等大小，带棒心）	200		

说明：每交换份的谷薯类食品提供蛋白质2g，提供糖类物质20g，提供热量90kcal。

附录A-3 等值蔬菜交换

食品	每交换份质量/g	食品	每交换份质量/g
大白菜、圆白菜、菠菜、油菜	500	黄瓜、茄子、丝瓜、	500
韭菜、茴香、茼蒿	500	芥蓝菜、瓢儿菜、塌棵菜	500
芹菜、莴笋、油菜薹	500	空心菜、苋菜、龙须菜	500
西葫芦、西红柿、冬瓜、苦瓜	500	绿豆芽、鲜蘑、水浸海带	500

食品	每交换份质量/g	食品	每交换份质量/g
白萝卜、青椒、茭白、冬笋	400	山药、荸荠、藕、凉薯	150
南瓜、菜花	350	茨菇、芋头、百合	100
扁豆、洋葱、蒜薹	250	鲜豌豆	70
胡萝卜	200		

说明：每交换份蔬菜类食品提供蛋白质5g，提供糖类物质17g，提供热量90kcal。

附录A-4　等值肉蛋类食物交换

食品	每交换份质量/g	食品	每交换份质量/g
熟火腿、香肠	20	鸡蛋粉	15
肥瘦猪肉	25	鸡蛋（1大个，带壳）	60
熟叉烧肉（无糖）、午餐肉	35	鸭蛋、松花蛋（1大个，带壳）	60
熟酱牛肉、熟酱鸭、大肉肠	35	鹌鹑蛋（6个，带壳）	60
瘦猪、牛、羊肉	50	鸡蛋清	150
带骨排骨	50	带鱼	80
鸭肉	50	草鱼、鲤鱼、甲鱼	80
鹅肉	50	大黄鱼、鳝鱼、鲫鱼	80
兔肉	100	对虾、青虾、鲜贝	80
蟹肉、水浸鱿鱼	100	水浸海参	350

说明：每交换份肉蛋类食品提供蛋白质9g，提供脂肪6g，提供热量90kcal。

附录A-5　等值大豆类食物交换

食品	每交换份质量/g	食品	每交换份质量/g
腐竹	20	北豆腐	100
大豆（黄豆）	25	南豆腐（嫩豆腐）	150
大豆粉	25	豆浆（黄豆质量1份，加水质量8份，磨浆）	400
豆腐丝、豆腐干	50		

说明：每交换份大豆类食品提供蛋白质9g，脂肪4g，糖类物质4g，提供热量90kcal。

附录A-6　等值奶类食物交换

食品	每交换份质量/g	食品	每交换份质量/g
奶粉	20	牛奶	160
脱脂奶粉	25	羊奶	160
奶酪	25	无糖酸奶	130

说明：每交换份奶类食品提供蛋白质5g，脂肪5g，糖类物质6g，提供热量90kcal。

食品	每交换份质量/g	食品	每交换份质量/g
柿，香蕉，鲜荔枝（带皮）	150	李子，杏（带皮）	200
梨，桃，苹果（带皮）	200	葡萄（带皮）	200
橘子，橙子，柚子（带皮）	200	草莓	300
猕猴桃（带皮）	200	西瓜	500

说明：每交换份水果类食品提供蛋白质1g，提供糖类物质21g，提供热量90kcal。

附录A-8　等值油脂类食物交换

食品	每交换份质量/g	食品	每交换份质量/g
花生油、香油（1汤匙）	10	猪油	10
玉米油、菜子油（1汤匙）	10	牛油	10
豆油	10	羊油	10
红花油（1汤匙）	10	黄油	10
核桃、杏仁	25	葵花子（带壳）	25
花生米	25	西瓜子（带壳）	40

说明：每交换份油脂类食品提供脂肪10g，提供热量90kcal。

应用交换份时需要注意的事项：

①生熟可以互换：比如50g大米（生重）可以同130g米饭（熟重）交换；50g面粉（生重）可以同75g馒头（熟重）交换；50g生肉食可以同35g熟肉食交换。

②同类食物可以互换：比如50g小米可以和50g大米互换，25g燕麦片可以和35g烧饼互换。

③营养素含量相似的食物可以互换：这种互换稍显复杂。常见情况如：25g主食可以和200g橘子互换；25g燕麦片可以和200g苹果互换；50g瘦肉可和100豆腐互换；500g蔬菜可以和200g猕猴桃互换；20粒花生米可以和10g油或50g瘦肉互换。

附录B 常见食物每100g中含盐量

分类	食物名称	含盐量/g	分类	食物名称	含盐量/g
速食食品	方便面	2.9	酱菜类	酱大头菜	11.7
	油条	1.5		什锦菜	10.4
	咸大饼	1.5		萝卜干	10.2
	咸面包	1.3		酱黄瓜	9.6
	麦胚面包	1.2		乳黄瓜	7.8
	法式面包	1.2		酱瓜	6.4
	牛奶饼干	1.0		腌雪里红	8.4
	苏打饼干	0.8	豆制品	臭豆腐	5.1
肉类	咖喱牛肉干	5.3		五香豆	4.1
	老年保健肉松	5.3		素火腿	1.7
	咸肉	4.9		豆腐干	1.6
	牛肉松	4.9		兰花豆	1.4
	太仓肉松	4.8		素鸡	1.0
	福建肉松	3.6	鱼虾类	咸鱼	13.5
	火腿	2.8		虾皮	12.8
	午餐肉	2.5		虾米	12.4
	酱牛肉	2.2		鱼片干	5.9
	叉烧肉	2.1		鱿鱼干	2.5
	广东香肠	2.0		虾油	2.4
	火腿肠	2.0		龙虾片	1.6
	生腊肉	1.9	禽类	烧鹅	6.1
	小红肠	1.7		鸡肉松	4.3
	红肠	1.3		盐水鸭	4.0
	官爆肉丁	1.2		酱鸭	2.5
蛋类	咸鸭蛋	6.9		扒鸡	2.5
	皮蛋	1.4		北京烤鸭	2.1
酱菜类	酱萝卜	17.5		烤鸡	1.2
	苔条	12.6	坚果	炒葵花子	3.4
	酱莴苣	11.8		小核桃	1.1
	榨菜	10.8		花生米	1.1

分类	食物名称	含盐量/g	分类	食物名称	含盐量/g
坚果	腰果	0.6	调味品	五香豆豉	4.1
调味品	味精	20.7		陈醋	2.0
	豆瓣酱	15.3	乳腐	红乳腐	7.9
	酱油（平均）	14.6		桂林乳腐	7.6
	辣酱	8.2		白乳腐	6.2
	花生酱	5.9	海藻类	海带（晒干）	7.1
	甜面酱	5.3			

附录C 食物嘌呤含量高、中、低分类

分类	食物类别	食物举例
高嘌呤食物 （＞150mg/100g）	畜肉类	肝、肠、胰、心、肚、肾等动物内脏、浓汤汁（如各种肉汤、火锅汤等）
	水产类	鱼类（沙丁鱼、凤尾鱼、鲭鱼、鲨鱼、海鳗、带鱼、鲳鱼等海鱼，鱼皮、鱼卵、鱼干等），贝壳类（蛤蜊、淡菜、干贝等），虾类（海虾、虾米、海参）
	豆类和菌藻类	黄豆、扁豆、紫菜、香菇等
	其他	酵母粉等
中嘌呤食物 （25～150mg/100g）	畜禽肉类	猪、牛、羊、狗等畜肉，鸡、鸭、鹅、鸽、鹌鹑等禽类
	水产类	鱼类（草鱼、鲤鱼、鳕鱼、比目鱼、鲈鱼、刀鳝鱼、河鳗等）及其制品（鱼丸、鱼翅等）、螃蟹、香螺等
	豆类及其制品	干豆类（绿豆、赤小豆、黑豆、蚕豆等），豆制品（豆腐、豆腐干、腐乳、豆奶、豆浆等）
	蔬菜类	韭菜、韭黄、笋（笋干、冬笋）、芦笋、鲜豆类（四季豆、毛豆、蚕豆、豇豆、豌豆等）、海带、金针菇、腰果、杏仁、芝麻、栗子、莲子等
低嘌呤食物 （＜25mg/100g）	主食类	精细米面及其制品（面包、糕点、饼干等）、各种淀粉
	奶蛋类	奶类（鲜奶、奶酪、酸奶、奶粉等）及其制品，蛋类（鸡蛋、鸭蛋、鹌鹑蛋等）及其制品
	蔬菜类	青菜、鸡毛菜、白菜、圆白菜、莴笋、苋菜、茼蒿、芹菜、荠菜、菠菜、西红柿、茄子、瓜类（黄瓜、冬瓜、丝瓜、南瓜、倭瓜、西葫芦、苦瓜等）、萝卜（白萝卜、胡萝卜等）土豆、芋艿、甘薯、荸荠、甘蓝、橄榄菜、柿子椒、辣椒、洋葱、大蒜、蒜头、葱姜、木耳等
	水果类	各种水果及其干果、果酱、果汁等
	饮料类	淡茶、碳酸饮料（苏打水、汽水、可乐等）、矿泉水等
	其他	各种油脂和糖类和动物血（不含嘌呤，但应适量选用）

附录D 常见食物每100g中含碘量（μg/100g可食部）

食物分类	食物名称	碘	食物类	食物名称	碘
谷类及制品	小麦粉	2.9	蔬菜类及制品	芥蓝	…
	强力碘面	276.5		菜花	…
	大米	2.3		菠菜［脱水］	24.0
	糯米（紫）	3.8		芹菜	0.7
	玉米面	…		香菜	1.5
	小米	3.7		藕	2.4
薯类	马铃薯［土豆］	1.2		野山椒	…
干豆类及制品	黄豆	9.7	菌藻类	金针菇	…
	豆腐	7.7		海带（鲜）	113.9
	豆腐干	46.2		海带（干）	36240.0
	营养豆粉	25.0		紫菜	4323.0
	芸豆	4.7	水果类	苹果	…
	赤小豆	7.8		梨	0.7
	红豆粉	11.0		红果［山里红，大山楂］	…
蔬菜类及制品	白萝卜［莱菔］	…		桃	…
	胡萝卜［金笋，丁香萝卜］	…		李子	…
	胡萝卜［脱水］	7.2		柿	6.3
	扁豆	2.2		橙	0.9
	豌豆	0.9		橘	5.3
	茄子	1,1		菠萝	4.1
	番茄	2,5		香蕉	2.5
	青椒	9.6	坚果、种子类	核桃	10.4
	黄瓜	0.2		开心果	10.3
	西葫芦	0.4		松子仁	12.3
	洋葱	1.2		杏仁(生)	8.4
	小白菜	10.0		榛子仁	6.3
	圆白菜	…		花生米	2.7

食物分类	食物名称	碘	食物类	食物名称	碘
畜肉类及制品	猪肉（瘦）	1.7	鱼虾蟹贝类	带鱼［白带鱼，刀鱼］	5.5
	猪肘（酱）	12.3		巴鱼	3.5
	午餐肉（罐头）	1.3		巴鱼（咸）	7.8
	肉松	37.7		马哈鱼（咸）	6.7
	猪肝（卤）	16.4		海杂鱼（咸）	295.9
	猪肝粉	10.7		豆豉鱼（罐头）	24.1
	火腿肠（洛阳）	46.2		豆豉鲮鱼（罐头）	7.3
	小香肠（广式）	91.6		茄子沙丁鱼（罐头）	22.0
	火腿（罐头）	1.9		虾皮	264.5
	牛肉（瘦）	10.4		虾米［海米，虾仁］	82.5
	牛肉（酱）	1.2		虾酱（烟台）	21.0
	羊肉（瘦）	7.7		贻贝［淡菜］	346.0
	羊肝（卤）	19.1		墨鱼［曼氏无针乌贼］	13.9
禽肉类	鸡肉	12.4	油脂类	色拉油	...
	鸡肝	1.3	饮料类	杏仁露（露露）	5.3
乳及乳制品	消毒奶	1.9		草莓汁（蓝源）	61.9
	酸奶	0.9		桃汁（蓝源）	87.4
速食食品	方便面	8.4		中华可乐	68.4
蛋类及制品	鸡蛋	27.2		海藻饮料	184.5
	鸡蛋（绿皮）	18.8		海带浓缩液	22780.0
	碘蛋	329.6	调味品类	酱油	2.4
	乌鸡蛋	5.3		米醋	2.1
	三高蛋（Zn，Se，I）	53.7		牛肉辣酱	32.5
	龙雀生命蛋	175.6		黄酱	19.8
	鸭蛋	5.0		甜面酱	9.6
	松花蛋（鸭蛋）	6.8		芥末酱	55.9
	鹌鹑蛋	37.6		鱼香海带酱	295.6
鱼虾蟹贝类	草鱼［白鲩，草包鱼］	6.4		鸡精粉	26.7
	黄花鱼（小）	5.8		花椒粉	13.7
	鲤鱼［鲤拐子］	4.7		白胡椒粉	8.2
	青鱼［草皮鱼，青混］	6.5		生姜粉	133.5
	鲳鱼［平鱼］	7.7		香菇粉	9.2
	乌鳢［黑鱼］	6.5		爽口乳瓜	1.3

食物分类	食物名称	碘	食物类	食物名称	碘
调味品类	宫廷黄瓜	1.0	调味品类	碎米芽菜	64.8
	八宝菜	3.8		冬菜	…
	麻仁金丝	1.6		红油豇豆	2.4
	高酱甘醇	5.3		麻辣海带丝	641.7
	杏仁咸菜	274.5	其他	甲鱼蛋	19.2

注：…表示"未检出"。